Taty Lauwers

Qui a peur du grand méchant lait ?

Intolérances aux plastilaitages et vertus du lait cru

Collection
Les Topos de Taty
éditions Aladdin

www.lestoposdetaty.com
11 allée du Mont Cheval
BE-1400 Nivelles
aladdin@island.be

www.lestoposdetaty.com

DISTRIBUTION
magasins bio, aussi librairies classiques et portails d'achat sécurisés
comme www.greenshop.be
existe aussi en ebook 2015, chez le même éditeur
Infos chez Aladdin, 11 allée du Mont Cheval, BE-1400 Nivelles

Photos intérieur et couverture : www.shutterstock.com
Illustrations XIXe intérieur : Dover clip art

EAN 9782952033886   D2015-10532-03
Dessins, maquette, mise en page : Aladdin
Gabarit de couverture : Dojo Design

Autres livres du même auteur chez Aladdin :
voir www.cuisinenature.com et www.lestoposdetaty.com
ou le catalogue du présent livre (p. 126)

TABLE DES MATIÈRES

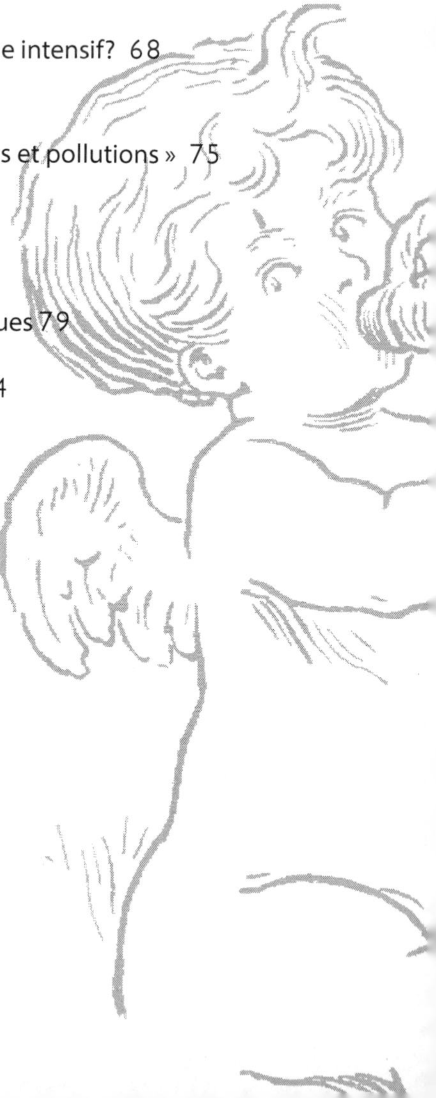

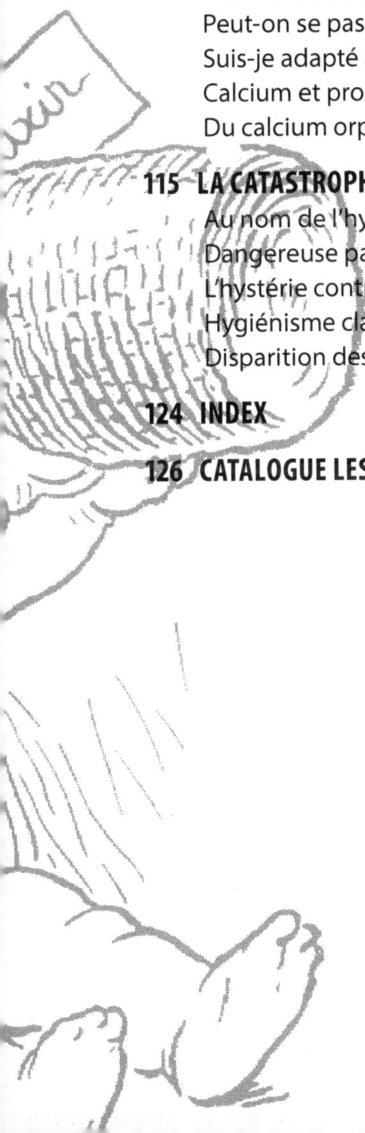

AVANT-PROPOS

En rédigeant ce livre, j'ai largement puisé dans mon expérience personnelle. Parce que j'ai souffert d'une maladie auto-immune grave, j'en étais arrivée à m'abstenir de tout produit laitier. En un premier temps, cette abstinence a payé. En réformant en profondeur mon alimentation et surtout en privilégiant les produits les plus naturels qui soient, je me suis retapée et, rayon laitages, ça va : j'en consomme à nouveau. Je les digère même aujourd'hui parfaitement bien, merci ! Le tout, pour moi, est de me tenir à distance de tout bidonnage, conditionnement et autre retraitement industriel, car je n'y résisterais pas.

Je n'aurais pu persévérer longtemps dans l'abstention de laitages. Aux plans affectif, politique et écologique, j'ai senti une faille dans cet évitement lacté. Il m'était trop douloureux de m'imaginer exclue ad vitam de joyeuses tablées. À cela s'ajoute ma tendresse pour le monde paysan, dont je me sens si proche en tant que « consomm'actrice »; quoi que je fasse, je m'en voudrais vraiment de contribuer, ne serait-ce qu'un peu, avec mes petits sous de ménagère, à la volonté de puissance incoercible des grands conglomérats industriels. Je préfère acheter dans des petites exploitations agricoles familiales. Sur le plan écologique, les laitages sont, avec les œufs, les protéines animales qui me permettent d'être le moins prédatrice.

Pour toutes ces raisons, je serais vraiment désolée de devoir me priver de laitages.

Par ailleurs, le lait naturel cru présente de merveilleux atouts de ressourcement. Cela m'attriste de constater que, faute de cibler le véritable agresseur de leur système en détresse, tant de mangeurs se privent de ce qui pourrait les aider à se remettre sur pied – à savoir le lait cru, par peur de s'empoisonner.

D'un autre côté, parmi les accros au bon lolo, je ne suis pas moins atterrée de voir que tant d'enfants en bas âge souffrent d'otites à répétition, de rhinites ou de sinusites récurrentes, alors que le pédiatre sollicité n'en vient jamais à suspecter une hypersensibilité aux laitages.

Comme dans mes autres écrits, je m'évertue modestement à ouvrir une voie à tous ceux qui, comme moi, voudraient retrouver l'essence des vrais produits laitiers. J'aurai ici l'occasion de faire le tri dans le fouillis de suppositions, d'amalgames et de contrevérités scientifiques qui caractérise ce domaine. Les praticiens de médecines douces y trouveront un outil pour évaluer finement quand et pour qui conseiller l'évitement des produits laitiers.

En apprenant ici à quel point le lait cru de vaches nourries à l'herbe peut être un outil de ressourcement hors pair, les paysans conscients retrouveront la fierté de produire des aliments essentiels à l'humanité.

Avec cet ouvrage où je fais le point sur la vraie nature du lait, chers lecteurs, j'espère vous réconcilier avec cet aliment ancestral.

Une troisième voie

Qui croire lorsqu'on parle de diététique lactique ? Le lait et ses dérivés suscitent des questionnements et des rumeurs non fondées dont l'ampleur reflète son caractère mythique dans nos sociétés occidentales. De tous temps, le lait a été considéré comme un aliment de base hautement bénéfique. Depuis quelques dizaines d'années, nous en sommes arrivés à surconsommer toutes sortes de laitages à toute heure, en toute saison, surexcités par un marketing constamment soutenu face auquel il est devenu presqu'impossible de garder l'esprit critique. Au-dessus du contrepoint serré des publicités de l'agrobiz et de sa filière lait, plane la voix impressionnante des ténors de l'autorité symbolique (médecins, diététiciens, institutions).

Avec un enchantement d'une telle puissance, l'on en vient à oublier que ces conseils prétendument « objectifs » sont dictés en accord avec de puissants groupes de pression. En revenant sur terre, l'on devrait se demander ce qui peut justifier qu'il faille ingérer plusieurs portions de laitages chaque jour, alors qu'aucune autre société n'a jamais testé d'aussi grandes quantités avant nous ?

L'on devrait également se demander, symétriquement, ce qu'il convient de penser de la mouvance antilait en médecine douce. Depuis une dizaine d'années, certains homéopathes et ostéopathes avertis observent qu'une alimentation strictement dépourvue de laitages animaux permet dans certains cas la diminution de toute une série de symptômes : eczéma ou asthme, troubles digestifs, difficultés respiratoires telles que bronchites, otites, etc.

Tandis que les uns voudraient nous faire boire du lait toute la sainte journée, les autres dénoncent ce lait qui tout soudain s'avérerait poison, ce même lait que l'on a toujours traditionnellement utilisé comme contre-poison ?

Comment croire les uns ou les autres, ou d'autres encore, si tous ces discours travaillent sur la peur de la maladie ou sur des réflexes archaïques ?

Pour le mangeur qui est attiré par cette catégorie de produit, entre le trop et le trop peu, une troisième voie pourrait bien être celle qui envisage que le seul lait utile à l'humain est le lait cru de vaches nourries à l'herbe. Dans les points de vue aussi extrêmes que ceux que je viens d'évoquer, l'on a constamment tenu comme équivalents le lait de ferme le plus simple avec le liquide blanc sucré des prouesses de la méga-industrie laitière. L'effet positif obtenu en arrêtant tout laitage pourrait s'expliquer, car on a ainsi arrêté de s'empoisonner avec tout ce que ce lait frelaté et ses dérivés contiennent d'artificiel, dès lors que, rançon de la gloire, le lait de vie est devenu du lait bidon.

Dans ma propre quête pour redonner aux vrais aliments leurs lettres de noblesse et pour les réhabiliter face aux dévoiements de leur version industrialisée, j'ai été interpellée par les nombreux témoignages de renouveau de santé, de disparition d'allergies ou d'eczéma, de calme inflammatoire lorsque le lait ordinaire est abandonné pour du lait cru. Sans parler du nombre étonnant de personnes annoncées comme intolérantes au lait qui pourtant digèrent bien le lait lorsqu'il est cru.

L'on échapperait peut-être à cette funeste alternative du diable – le tout-lait ou le pas-de-lait – si l'on revenait au juste milieu : consommer du lait et des laitages de temps en temps, de meilleure qualité intrinsèque, sous une forme fermentée — et ce, en évaluant, au cas par cas, les susceptibilités génétiques individuelles, car nous ne sommes pas tous égaux devant le lait.

Dans ce petit ouvrage pratique, je me propose de détailler l'impact de la pasteurisation, de l'homogénéisation et des pratiques intensives d'agriculture sur les forces de construction du lait.

Je me concentrerai sur les facteurs naturels propres au lait cru, au-delà du simple apport en nutriments et en minéraux.

Dans une optique résolument pratique, j'entrerai dans la question de savoir comment faire, au quotidien pour acheter et gérer des produits de lait cru, dans quels cas et quand arrêter le lait, comment et quand pouvoir reprendre ?

Je me demanderai, à voix haute, quelle sorte de lait éliminer.

Et lorsqu'il faut malgré tout abandonner le lait, je m'interrogerai sur les modèles alimentaires qu'il convient de suivre.

En filigrane, un mini-mantra de sagesse toute féminine : il s'agit de s'écouter plutôt que de suivre un gourou ou un chef de horde. Disons que je me suis employée, dans ce petit livre, à ramener chacun à sa propre écoute et à dénoncer quelques sirènes du tissu symphonique dans leur inlassable discours prêt-à-penser, pousse-à-jouir et « bouh, j'ai peur ». Chacun tète dans le lait un peu trop d'affects et de symbolique pour ne pas s'abreuver à certains de ses fantasmes. D'autres, qui voudraient tout simplement revenir au bon sens et à la bonne santé qui ont partie liée, penseront par eux-mêmes et tireront leurs propres conclusions des informations documentées que ce livre contient. C'est à eux que ce livre est destiné.

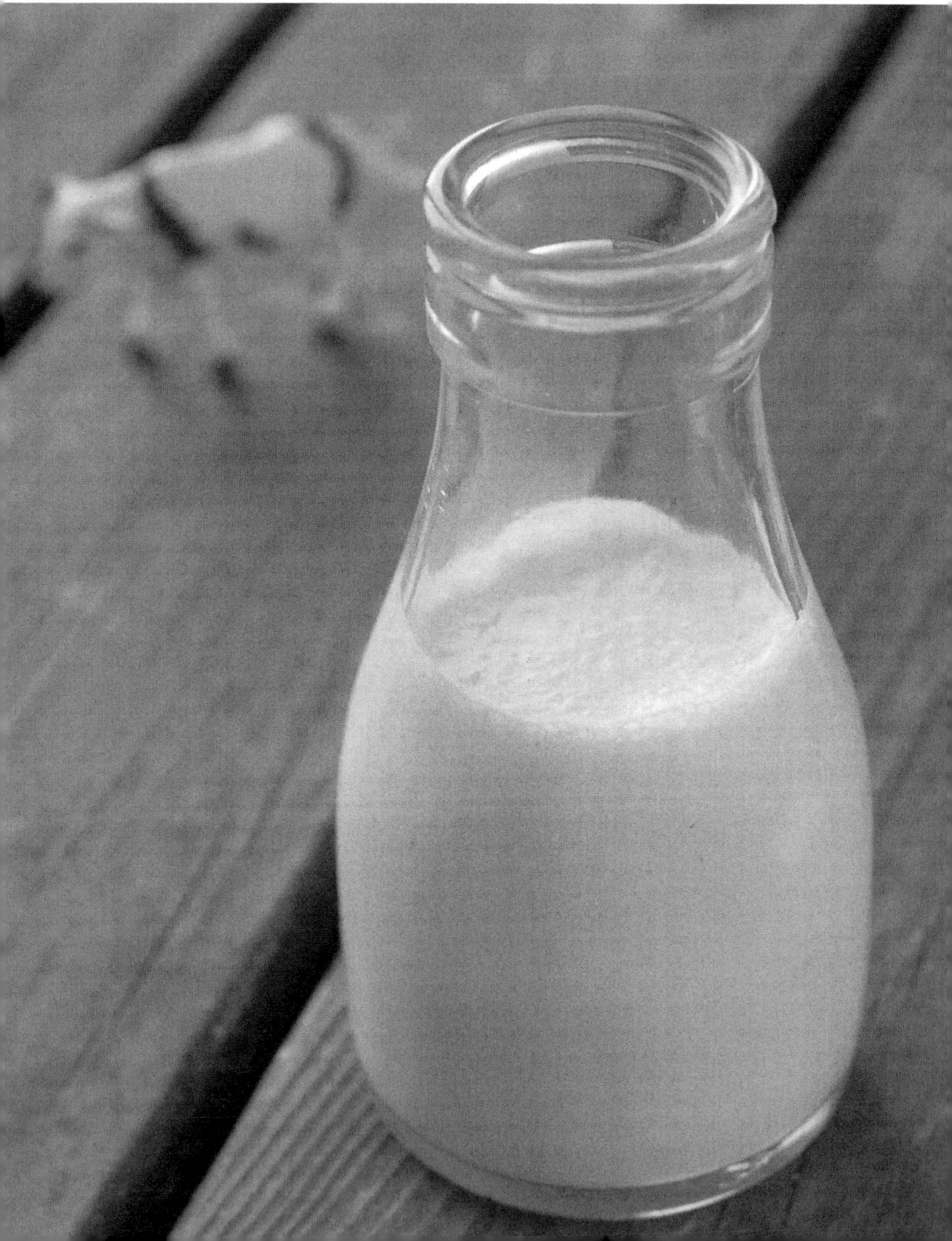

Vertus ignorées du lait cru

provenant de vaches nourries aux champs

Tous les laitages ne se valent pas, tant sur le plan gustatif que sur le plan nutritionnel. À se laisser bercer par la chanson du marketing de la filière lait, l'on finirait par croire l'inverse. Or, la composition du lait dépend de la race de la vache ainsi que de ses conditions d'élevage ou d'alimentation tout autant que des traitements que subira le lait au-delà du trayon.

On verra au chapitre III (p. 67) les différences entre le lait de ferme et le lait en tetra« brique ». L'hypothèse que j'examine ici est très simple : le lait cru et ses dérivés sont à peu près les seuls, dans leur catégorie, à se qualifier comme aliments-remèdes. Il vous sera aisé de comprendre pourquoi, dans mes livres, tant de recettes incluent le lait encore cru (fromage frais maison, crème anglaise au lait cru, etc.).

Petit corollaire : nous nous heurtons bien évidemment à la réputation de dangerosité du lait cru, réputation usurpée comme nous le verrons au cours d'un chapitre entier (p. 115).

On se poserait plutôt la question de l'innocuité de la pasteurisation/upérisation, qui est devenue monnaie courante depuis quelques dizaines d'années dans les produits non fermiers. Ce traitement est réputé indispensable pour nous éviter les risques sanitaires posés par le lait cru. Au-delà de leur notoriété justifiée au départ, pour des raisons historiques, ces méthodes modernes sont désormais prisées par maints acteurs de la filière lait pour des raisons qui concernent davantage des questions de rentabilité économique pensée à court terme que les contraintes de notre protection sanitaire.

La pasteurisation permet de rendre « buvable » n'importe quoi, alors que le lait cru doit être irréprochable. Le problème, aujourd'hui, est qu'elle dénature le lait. Ainsi lessivé, il perd une partie importante de ses vitamines, de ses minéraux, de ses protéines et de ses propriétés naturelles. Il semblerait même que le calcium contenu dans le lait soit rendu par là peu assimilable.

À cet égard, l'on verra que les données actuellement disponibles au plan scientifique ne confirment pas l'importance exagérée que l'on accorde au calcium des produits laitiers. De tels laitages ne semblent même plus protéger les os, en tout cas lorsqu'ils ont subi le traitement UHT ou qu'ils ont été pasteurisés. Le traitement sécuritaire du lait semble désormais l'avoir démuni des avantages nutritionnels réels que la forme naturelle et crue permet de retrouver. Dans ce contexte, il devient parfaitement légitime et peut-être plus efficace de se passer de tous laitages, si ceux-ci doivent à ce point être frelatés.

L'on reproche en outre au lait, toutes catégories confondues, de nous surcharger le système avec des graisses saturées. Cette mauvaise réputation n'est absolument pas méritée. Si le lait considéré provient de vaches nourries aux champs et s'il est consommé cru, il offre alors des variétés de graisses dont les propriétés pharmacologiques sont merveilleuses. Cela est si vrai que le lait naturel et cru a été employé pendant des années et avec un succès constant dans de célèbres cures de santé, dont la description est donnée au chapitre II (p. 53).

« Physiologiquement, en voulant donner à l'autre le même pain qu'à soi-même, on le rend en vérité semblable à soi-même. »
Professeur Jean Trémolières,
dans « *Partager le Pain* »

Témoignages sur les bienfaits du lait cru

Les nombreux témoignages sur les bienfaits du lait cru nous proviennent surtout des States : en regorgent des groupes de discussion comme *Native Nutrition* — www.groups.yahoo.com/group/native-nutrition— , des sites comme la *Weston Price Foundation* — www.westonaprice.org. Formidable site par une équipe scientifique bien documentée. — , des magazines comme *Wise Traditions* — excellent et dense magazine papier du site précité.

Vous y trouverez des témoignages comme celui du docteur Ron Schmid, datant de 2003 : « *J'ai personnellement prescrit le lait cru de vaches nourries à l'herbe depuis près de quinze ans à présent. Maintes et maintes fois, j'ai constaté la guérison presque subite d'allergies tenaces et des améliorations « dramatiques » de l'état de santé. Les otites de l'oreille moyenne, en particulier chez les enfants, disparaissent en général, sans rechutes, avec le lait cru. Enfants et adultes, incapables de boire du lait pasteurisé sans perturbation, se portent à merveille quand ils passent au lait cru. Parmi les centaines, voire des milliers de mes malades, aucun n'a jamais été atteint de salmonellose, de Campylobactériose, ni d'aucune affection liée à l'ingestion de lait cru* ». L'original est sur www.drrons.com/benefits-raw-milk.htm. Article traduit en français par Maurice Legoy sous le titre « *Intérêt pour la santé du lait cru provenant de vaches nourries à l'herbe* », publié sur www.realmilk.com/healthbenefits_fr.html.

Sur ce forum américain *Native Nutrition* (un nom que l'on pourrait traduire par nutrition ancestrale en français), on lira de nombreux témoignages donnés par des personnes qui, parce qu'elles se sont reconnectées à la tradition alimentaire sans exclure aucun aliment, mais en portant une attention extrême à la qualité originelle, ont vu leur eczéma se résorber, ou qui ont réussi à perdre durablement du poids, ou dont la digestion est redevenue aisée.

Certes, il faut faire la part de l'enthousiasme et peut-être prendre tout cela avec un grain de sel. Toujours est-il que, sans se fier littéralement à l'exaltation de ces témoignages de mangeurs qui en sont arrivés à fonctionner en quasi-autarcie alimentaire, l'on peut obtenir de remarquables bienfaits dans le retour à une alimentation plus native et pour tout dire plus sensée, sans aller si loin. C'est ce que je tâche d'exposer dans tous mes livres de recettes de Cuisine Nature.

Les pratiquants de Native Nutrition ne se limitent pas à consommer du lait cru. Ils s'inspirent des conclusions de recherches du docteur Weston-Price, qui sera présenté plus loin. Contrairement à ce que préconisent tant de régimes à la mode (sans blé, sans lait, sans viande, etc.), ces pratiquants de la Native Nutrition n'excluent aucune catégorie de leur plage alimentaire.

On pourrait plutôt les comparer aux Amish : ils s'efforcent de s'alimenter comme le faisaient nos aïeux d'avant 1850, en n'utilisant que des produits naturels et des techniques culturales respectueuses de la nature. Les aliments sont choisis en fonction de leur saison naturelle; ils sont dépourvus d'additif et ne subissent aucun traitement de conservation hormis l'ancestrale lactofermentation.

Alors que certains d'entre eux souffraient auparavant d'hypersensibilités diverses d'origine alimentaire, ils certifient qu'ils en sont durablement guéris dès lors qu'ils consomment ces mêmes aliments prétendument réactogènes dans la version naturelle et non transformée, au sein d'une assiette rééquilibrée. Leurs petits soucis de santé, qui résistaient auparavant à tout traitement médical, s'estompent progressivement avec le passage à la Native Nutrition : depuis la fatigue du matin jusqu'au mal de dos tenace en passant par la colopathie. Tout cela paraît trop simple et trop beau pour être vrai. Il suffirait de revenir aux produits de la ferme – à distinguer fermement de l'usine agricole ? Et pourtant c'est vrai. Bon, allez, « en partie » vrai.

Malgré ma chanson d'amour pour le lait cru, il faut reconnaître qu'il est possible de manger de manière tout à fait équilibrée sans aucun laitage, ni animal ni de substitution. Comment justifier cette obstination du lacté à tout prix dans nos sociétés? Il serait simpliste de pointer le doigt vers les techniciens du marketing uniquement, sous le prétexte qu'ils s'acharnent à nous vendre leur camelote. Il est vrai qu'après la deuxième guerre mondiale, nos dirigeants ont dû trouver une solution pour écouler les surplus de surproductions laitières. Nous mangeons d'ailleurs aujourd'hui bien plus de produits lactés qu'il y a cent ans, ce qui expliquerait en partie peut-être les intolérances croissantes. La réussite de la propagande n'est-elle pas aussi fondée sur un rapport symbolique de l'humain d'aujourd'hui à ces produits? Sans se limiter à la maternité du lait, à sa blancheur innocente, ne faudrait-il pas aller plus loin dans la symbolique? C'est l'affaire des philosophes. À vous, très chers !

Atouts du lait cru

Depuis l'aube des temps – et certainement depuis le début de l'élevage, au quatrième millénaire avant J.-C. – l'homme a consommé du lait et il l'a consommé cru. Il s'en est nourri et il l'a même utilisé à des fins thérapeutiques, sous la forme de ce qui, avec le temps, nous a été transmis à travers les générations, comme des « cures de lait ».

Ce n'est que depuis quelques dizaines d'années que la thermisation et l'homogénéisation systématiques du lait se sont généralisées au point que le lait cru a quasiment disparu des circuits commerciaux. L'observation comparée des multiples bienfaits du lait cru par rapport aux versions pasteurisées et/ou homogénéisées nous amène naturellement à nous interroger sur l'utilité de traitements aussi radicaux, et surtout, sur leur innocuité prétendue. C'est ici que le débat s'enflamme… et que les hordes de fantasmes alimentent des vociférations dignes de Walkyries auxquelles on aurait fauché leur téléphone portable un jour de soldes.

L'Occidental, en ce début du XXe siècle, veut qu'on lui montre des études, des références, des statistiques et autres repères scientifiques, qu'il ne lira d'ailleurs pas, pour se rassurer quant à l'autorité du chaman qui l'endoctrine. Pour le procès en réhabilitation du lait cru, les références paraissent anciennes. Les publications récentes sont rares et il faut remonter aux années quarante et avant pour disposer d'études sérieuses.

La recherche scientifique d'aujourd'hui semble sécher lorsqu'il s'agit du lait cru et l'on me trouverait perfide de remarquer combien ladite recherche doit aux subsides de l'industrie agro-alimentaire. Je m'en tiendrais donc, modestement, à mon approche habituelle en trois points : *que dit la science ? que dit le terrain (mon corps) ? que dit la tradition (c'est-à-dire mon arrière-grand-mère et sa grand-mère avant elle, et ainsi de suite)* ?

Sur ce dernier point, il faut garder à l'esprit que les techniques de la culture, de la préparation culinaire et de la conservation étaient bien moins éloignées jadis du consommateur qu'elles le sont maintenant.

Quelques uns des auteurs qui s'intéressent aux aliments remèdes comme le lait cru se sont aventurés à étudier le sujet à la lumière de ce que la science peut apporter. Je resterai malgré tout dans un ton pragmatique. Je ferai court ! Cela me sera d'autant plus facile que je peux vous proposer deux livres essentiels et très bien documentés sur ce plan-là : « *Pour l'amour du bon lait* », par le chercheur Carol Vachon (p. 28) et « *The Untold Story of Milk* » du docteur Ron Schmid (p. 55).

Sans compter l'excellent site www.raw-milk-facts.com, en anglais, source très documentée sur le sujet. Le site est tenu par un passionné de nutrition, Randolph W. Jonsson, biologiste et cinéaste (ah! ces Américains...). Le site est libre de toute entrave et se dit avec justesse « *le plus proche de la réalité qu'on puisse atteindre* ». L'article « *What is in raw milk ?* » détaille la composition exacte du lait et les modifications lors de la pasteurisation. Merci, Randy ! Lire aussi l'article de Maurice Legoy : « *Pourquoi il faut consommer du lait cru* » via maurice.legoy.free.fr/vraislait/no_04.htm. Info qui fera coup de théâtre chez beaucoup d'entre vous : le lait cru est et a été utilisé en cure de jouvence et de ressourcement par des médecins, avec grand succès. Voilà qui ébranlera quelques certitudes...

Si l'on se base sur l'analyse des études disponibles, l'on peut dire en résumé ce qui suit.

Le lait non surchauffé reste un aliment vivant, riche en facteurs qui facilitent la digestion et l'assimilation des nutriments qu'il contient. Les traitements thermiques et l'homogénéisation dénaturent les teneurs du lait en vitamines, en minéraux, en protéines et en facteurs naturels. Les vitamines A et D, dont le lait cru entier et ses dérivés sont une source incomparable, sont sensibles à la chaleur et à l'oxydation. Outre leur action bienfaisante sur la santé, ces nutriments sont utiles pour assimiler le calcium et les protéines du lait. La phosphatase, éliminée par la pasteurisation et/ou l'upérisation, est indispensable à l'absorption du calcium contenu dans le lait.

Pour autant que le lait reste intact, naturel et cru, même les intolérants au lactose semblent capables de le digérer. Le précieux tryptophane, si utile à la production de sérotonine, ne résiste pas non plus à la chaleur.

Je trouve désolant que l'on fasse l'impasse sur les laitages crus, car aujourd'hui nous souffrons à peu près tous – les enfants en tête – d'une atrophie du système immunitaire. Le lait cru stimule ce système, tandis que le lait bétonné l'encombre et le plombe.

Je trouve également dommage que l'on se prive des vertus du lait lorsqu'il s'agit de se détoxifier l'organisme; car les laitages frais crus possèdent de telles vertus, qu'il perdent dès qu'on les chauffe dans ces processus de pasteurisation et d'upérisation. Ce sont ces vertus-là dont aurait besoin notre pauvre foie lorsqu'il est assailli par les marées noires incessantes des xénobiotiques, cette pollution interne qui s'est aujourd'hui généralisée avec la modernité.

Visite à la ferme et en fromagerie : définition du lait cru

Techniquement, le lait animal (provenant de bovins, de chèvres, de brebis, de juments, etc.) est une émulsion de matières grasses dans une phase aqueuse renfermant en solution des protéines, du lactose, des sels minéraux et, à l'état de traces, des enzymes et des vitamines. En réalité, le lait est un produit d'une infinie complexité, que l'on peut difficilement réduire à quelques éléments.

Je me permets ici une petite leçon de choses pour les lecteurs qui seraient comme je l'étais il y a encore quinze ans, totalement déconnectés de la réalité du terrain agricole.

Le lait est trait en Occident de manière mécanique. Je ne connais en Belgique qu'un seul agriculteur qui trait ses (trois) vaches à la main. Après la traite, le lait est refroidi directement. Dans le cas de produits dits « de ferme », le lait est généralement laissé cru. Il est vendu tel quel, ou travaillé en crème, yaourt, fromages ou beurre. Les laitages « de laiterie » sont collectés à partir de plusieurs fermes. Ce n'est qu'après cette collecte qu'ils subiront l'homogénéisation et le traitement UHT dont il sera question plus loin.

Le lait peut être centrifugé afin de séparer le lait de la crème. Celle-ci, après barattage, deviendra du beurre. Le babeurre ou lait battu est le résidu que l'on obtient après avoir réalisé du beurre. Si le lait de source est resté cru, le beurre et la crème seront alors dits de lait cru. Ne soyez pas étonnés du regard ébahi du fermier à qui vous posez la question : « Votre beurre est-il bien de lait cru ? ». C'est pour lui une évidence. Peu d'entre eux savent ce qu'il advient du lait lorsqu'il quitte leur ferme pour être butyrifié industriellement (on ne parlerait plus de barattage dans la plupart des cas).

Trêve de parenthèses. Continuons la visite. Le lait peut être vendu tel quel ou transformé en yaourts par l'ajout de ferments lactiques (lactobacillus & Cie). Dans ce cas, pour une prise correcte, le lait est toujours bouilli avant ensemencement. Le « yaourt de lait cru » est donc une erreur de langage.

Le lait entier ou écrémé peut aussi être transformé en fromage frais (aussi appelé fromage blanc ou maquée en Belgique). Cette opération de caillage consiste à coaguler le lait à l'aide de ferments particuliers (présure originellement extraite de la caillette du veau ou enzymes, plus récemment introduits dans les fromages industriels). Le fromage mis en moule se sépare d'un jus verdâtre, appelé le petit lait ou lactosérum. C'est un résidu riche en lactose et en type de protéines les moins allergisantes. Dans les fermes, il est jeté ou donné aux cochons. En industrie, il est valorisé sous forme d'additifs. Faites plutôt lire à votre voisin agriculteur les paragraphes sur les vertus du petit-lait cru. Il le gardera désormais comme un élixir.

Le fromage fraîchement caillé peut être affiné plus longuement pour devenir un fromage à pâte dure (de type comté) ou à pâte molle (de type camembert). C'est le type d'égouttage qui définit le type de fromage (égouttage spontané pour les fromages à pâte molle/persillée ou égouttage par pression pour les fromages à pâte pressée). Dès que le moulage a pris et que l'égouttage est terminé, les fromages sont salés avec du sel fin ou plongés dans une saumure.

L'affinage peut durer de quelques jours à quelques années (le cas du parmesan reggiano : trois ans). Plus l'affinage est poussé, plus la saveur et la texture des fromages deviennent typiques. Une version intermédiaire entre le yaourt et le fromage frais est le kéfir, réalisé à base de champignons dont l'on ensemence le lait sans qu'il soit nécessaire de le faire bouillir auparavant.

Un regard sur l'historique alimentaire de nos aïeux

La nutrition est un art très flou. L'évolution des sciences est si considérable qu'il n'est presque plus possible de se faire une opinion impartiale. Dans chaque querelle nutritionnelle, l'on pourrait citer cinquante pour cent d'études scientifiques pour démontrer « blanc » et leur en opposer autant qui illustrent la posture du « noir ».

Je ne suis pas scientifique de formation et ne peux juger des fondements de toutes ces études. Je reste donc dans le doute en matière d'information sanitaire et alimentaire. Or, s'il est créateur de pensée, le doute est affreux lorsqu'il s'en prend à vos tripes. Entre les partisans du lait à toute heure et le camp des antilait, nous sommes bien mal lotis pour juger en sérénité : oui ou non faut-il et peut-on consommer des laitages ?

Faute d'appui scientifique, si l'on regardait en arrière ? Comment nos aïeux — d'avant l'industrialisation, disons avant 1850 — arrivaient-ils à être en bonne santé comparativement aux médiocres conditions d'hygiène et de médecine qu'ils connaissaient ? Mais non, cher ami, ils n'étaient pas bêtes, sales et malades. Il faut en finir avec les rumeurs sur le Moyen-âge, à la manière du travail qu'a réalisé Régine Pernoud sur le sujet. Je n'écris pas ici une thèse, soyons succincts. Si nos aïeux ne mouraient pas de septicémie aux champs ou en couches (pour les femmes : une sur trois, tout de même !), s'ils ne décédaient pas avant deux ans (la majorité), ils pouvaient vivre jusqu'à quatre-vingts ans « frais et dispos », sans aucune de nos béquilles médicales modernes. Ce ne pouvait être le seul bon air de la campagne qui les tenait si bien debout.

Je me référerai plus volontiers à une source plus médiatisée, parce que plus proche. Bien loin de n'être que la collection d'épiphénomènes qui nous est présenté dans la presse grand public (omega-3 & Cie), le régime crétois ressemble à s'y méprendre au régime ancestral de nos aïeux — ce que la doctoresse Kousmine appelait le M.A.A. ou Mode Alimentaire de nos Ancêtres. Elle avait observé que les techniques alimentaires modernes accéléraient la décrépitude de nos congénères. Que peut-on retenir de ces régimes sur le plan laitier ?

Qualité

Le lait de nos aïeux était consommé ou transformé cru. Les vaches n'avaient pas non plus toutes le même père (l'étude des techniques de reproduction en agriculture moderne est édifiante...). Les bêtes étaient bien évidemment nourries aux champs et n'avaient jamais goûté de tourteaux de soja ou de maïs ni d'herbe chargée de pluies acides et d'autres contaminants malvenus. Ce n'étaient pas les sacs à lait et sacs à viande que nous voyons dans les champs aujourd'hui. Bien évidemment, elles ne subissaient pas de traitement préventif ou curatif aux antibiotiques, pas d'ajouts d'hormones. Les peuplades fidèles aux traditions nourricières ne connaissent bien sûr pas l'extraction des protéines de lait et leur conservation sous forme de poudre, entre autres fantaisies dont je vous relaterai de belles au cours du livre.

Quantités et fréquence

Si l'on compare aux doses conseillées actuellement — plusieurs portions de laitages par jour, sachant qu'une portion est, selon les tables nutritionnelles, composée de 2 dl de lait, de 180 g de yaourt, de 150 g de fromage frais, de 30 g de fromage à pâte dure ou de 60 g de fromage à pâte molle—, les Crétois, tout autant que nos ancêtres paysans, n'auraient pas pu consommer des fromages dans les quantités actuelles. Une roue de fromage par ferme et par an à la rigueur, dans les zones laitières. Dans les temps d'avant l'industrialisation de l'agriculture, la vache donnait du lait quand elle avait vêlé, ce qui limite les quantités consommables.

Nos aïeux, emblématisés par les Crétois de 1960, suivaient des règles maigres à de nombreuses occasions. Si l'on comptabilise les jours de carême d'avant Pâques et d'avant Noël avec les jours fériés, plus de cent cinquante jours par an étaient prévus sans graisses animales. Ces jours-là, le lait et la crème étaient remplacés par du lait d'amandes. Les chiffres de consommation moyenne de laitages par les Crétois sont trompeurs, car ils passaient de longues périodes sans en manger. Pourquoi mon cousin Michel, allergique au lait, digère-t-il parfaitement le lait cru de la ferme d'à côté ? Comment tant de fermières témoignent du même fait, leur clientèle comprenant une partie de parents d'enfants dits allergiques ? Comment aucune étude scientifique n'a encore étudié cette observation ?

Nous pourrions nous inspirer de ces quelques règles de vie pour nous remettre en selle nutrimentaire, tout au moins sur le plan des laitages : du lait de qualité, par périodes, en modération et sous forme fermentée.

Aliments ressourçants, de soutien ou de dépannage?

Classifions les formes d'aliments pour faciliter la compréhension de mon discours. Un catalogue pratique des achats selon ces catégories est disponible dans mon topo « Nourritures Vraies ».

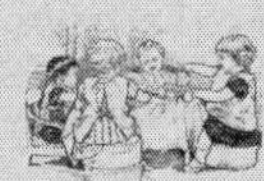

J'appelle aliments ressourçants tous les aliments riches de vertus thérapeutiques : ce sont les aliments que les sociétés ancestrales ont eu la bonté de tester pour nous sur des milliers d'années. Ils sont indispensables pour les personnes les plus fragilisées.

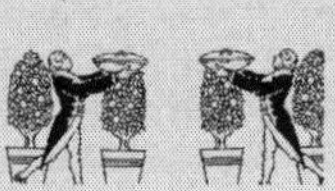

J'appelle aliments de soutien tous les aliments qui sont propres à nourrir l'homme à condition qu'il soit en bonne santé, mais dont il n'est néanmoins pas possible de démontrer qu'ils peuvent dynamiser et drainer.

J'appelle aliments de dépannage tous les aliments de confort, d'invention récente. Si l'on peut en consommer de temps en temps sans trop faire souffrir l'organisme d'une personne en bonne santé, on observe que, sur la durée, les artères vont être engorgées, les cellules asphyxiées et les organes privés de nutriments... En conséquence, l'organisme va être épuisé. Les inflammations éventuelles risquent d'être entretenues.

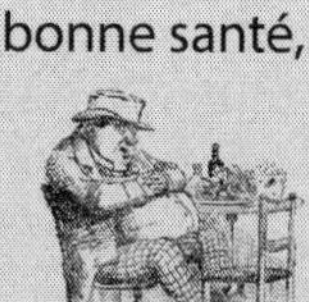

Lait pasteurisé, stérilisé, UHT?

Le lait est pasteurisé pour en éliminer les pathogènes, pour stabiliser le goût et en augmenter la durée de conservation. En quoi consistent exactement ces traitements thermiques de conservation et de sécurisation du lait ?

La pasteurisation consiste à porter le lait à une température de 71,7°C à 82 degrés pendant au moins 15 secondes — voir admi.net/eur/loi/leg_euro/fr_397D0080.html pour la vision technique (législation communautaire en vigueur). Le lait pasteurisé se consomme dans la semaine qui suit son conditionnement.

La stérilisation, premier procédé de longue conservation, consistait à chauffer le lait à 115 degrés pendant 15 à 20 minutes puis à le refroidir rapidement. Cette technique est tombée en désuétude. Elle est remplacée par la technique UHT (Ultra Haute Température ou upérisation). Le lait est porté rapidement à 135 degrés minimum pendant quelques secondes. Le lait conserve alors de longs mois.

Les laits en conserve, obtenus par concentration ou déshydratation, sous forme ordinaire ou sous forme de lait concentré sucré, n'ont plus beaucoup de succès chez les amateurs de cuisine nature. Passons sur le sujet.

Il est difficile de se tenir à jour sur le plan des traitements de sécurisation, car chaque semestre voit poindre une nouvelle invention d'agronomes ingénieux. Le lait microfiltré, assimilé au lait cru, le fractionnement des protéines ne sont que deux des toutes dernières inventions.

« Dans nos choix alimentaires, nous avons obéi à des normes technocratiques qui accordent une valeur bien faible à la vie. »
Carol Vachon (p. 28)

Le lait cru n'est pas si «dangereux»

Les informations qui suivent sont déstabilisantes pour celui qui, scientifique ou non, s'est aligné sur le consensus bactérophobe en matière de laitages. Il n'est que de lire les enquêtes d'un magazine de consommation belge réputé et respecté qui, lors d'une récente étude sur des produits fermiers, base ses conclusions sur l'analyse bactériologique pure des produits et sur l'asepsie de la ferme plus que sur la saveur, la richesse du produit, sa densité nutritionnelle ou même la dignité de l'agriculteur. À la lecture de ce type d'enquête, je suis aussi enthousiasmée que si vous me présentiez votre meilleure amie en insistant sur le fait « qu'elle est si propre » ! Je suis enchantée qu'elle le soit, mais si c'est sa seule vertu...

L'hygiéniste redoute que le lait cru ne soit trop facilement contaminé par des agents pathogènes et ne devienne par là responsable de maladies, depuis les plus anodines jusqu'aux plus graves comme la brucellose. Cela est loin d'être une évidence, comme il le sera démontré au chapitre VI : « *La Catastrophe du Tout Stérile Alimentaire* » (p. 115).

Cette attitude hygiéniste à tout crin se justifiait peut-être antan, lorsque les fermes étaient beaucoup moins rigoureuses en matière d'hygiène qu'aujourd'hui. Les fermiers sont désormais très pointus en la matière. Un travail considérable a été fourni. Selon l'inspecteur en chef de l'Hygiène Alimentaire (Bruxelles, infos recueillies en interview direct en 1999), plus aucun cas de brucellose ou de tuberculose bovine n'a été identifié en Belgique depuis lulure.

Les péripéties de l'historique de la pasteurisation systématique dans les années quarante sont longuement détaillées dans le livre du docteur Ron Schmid (« *The Untold Story of Milk* »). Cela vaut tous les romans policiers, tant il est difficile de démêler le vrai du faux. J'ai traduit sur le site, à l'intention des acteurs de la filière, un passage qui est édifiant quant aux manipulations médiatiques sur le sujet au cours des années quarante.

Il est donc devenu communément admis, sauf par les fromagers et affineurs qui connaissent mieux le produit que quiconque, qu'il faut pasteuriser le lait. Mais la pasteurisation détruit tous les organismes présents dans le lait, les bons comme les mauvais. Au passage, ce procédé dénature des facteurs capitaux du lait.

Dans le chapitre « *Noircir le lait cru : une entreprise consciente et inconsciente* » de son livre présenté (p. 28), le chercheur québécois Carol Vachon démontre clairement que cette crudophobie tient plus de la rumeur que de la réalité scientifiquement soutenue. Les contaminations par staphylocoques ou listeria, entre autres germes peu bienvenus, peuvent toucher aussi bien les laits pasteurisés que les laits crus — si pas plus, si l'on en croit les statistiques bien lues.

Par ailleurs, les intoxications alimentaires sont plus attribuées à d'autres produits que les laitages. Et, *last but not least*, les bactéries pathogènes ont toutes les peines du monde à survivre dans le lait cru !

Vous êtes malgré tout inquiet ? Le meilleur contrôle de qualité est le vôtre. Que dites-vous d'emmener les enfants se ressourcer à la campagne un dimanche, et de visiter par la même occasion la ferme qui vous livre laitages et œufs? La pasteurisation présente d'autres avantages.

En grande distribution, le lait cru et les produits laitiers frais annexes (fromage frais, beurre, crème) poseraient des problèmes de par leur conservation trop courte. La dangerosité n'est ici pas en cause.

Au plan ménager, ils sont aussi plus difficiles à gérer dans un premier temps d'acclimatation, mais dès que vous serez convaincus de leurs bienfaits et dès que vous aurez vérifié que vous êtes bien adaptés à cette ressource alimentaire, vous ne pourrez plus que vous féliciter d'être passé des laitages tout venant aux laitages de lait cru.

Afin de ne pas alourdir l'approche pragmatique de ce livre par des références bibliographiques longues et fastidieuses, je propose de consulter les sites et ouvrages cités en références.

Pour l'amour du bon lait

Carol Vachon est docteur en physiologie médicale au Québec. Lors de ses consultations de nutrition, il était choqué d'observer que, dans la plupart des cas de maladies courantes (dont le nom se termine en général par -ite, comme les otites, sinusites, etc.), il lui fallait recommander à ses patients d'éviter les produits laitiers pour obtenir un mieux-être de santé. Cela lui semblait illogique s'il se fiait à sa propre histoire alimentaire, car fils de fermier il avait été nourri au lait. Il eut alors l'intuition que le lait n'était pas en cause en soi. Dès qu'il se mit à recommander du lait cru au lieu du lait tout venant, les mêmes résultats de bien-être furent au rendez-vous.

Son livre est un ouvrage sérieux, documenté et non polémique, prudent, tout en compromis et en souplesse : « *Pour l'amour du bon lait (un retour aux vraies saveurs négligées et une question de santé)* », éditions Convergent, 2002. Contacter l'auteur via http://bonlait.com/livre.html.

Ce livre passionnant réhabilite le lait cru et ses dérivés, en opposant leurs vertus aux troubles que provoque la consommation de lait industrialisé. Il vous aidera peut-être à mettre de l'ordre dans la tête, dans le cœur et dans le ventre. Le but des réflexions de l'auteur, vivant au Québec, pays qui tâche depuis 1996 d'interdire tous les produits à base de lait cru, est « *d'opposer une argumentation crédible et vérifiable aux inexactitudes entretenues sur le lait et de soulever un débat sérieux autre que les actuels réflexes commandés par des croyances ou des confrontations stériles* ». Il décortique tous les préjugés à l'encontre du lait cru, préjugés qui ont tout de la rumeur à la vie longue.

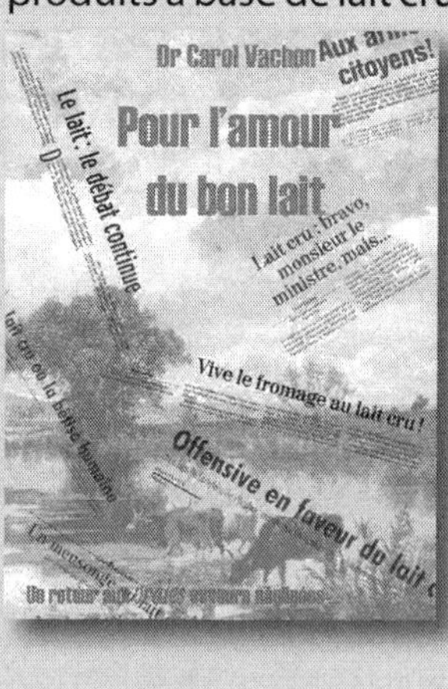

Sa conclusion : le lait n'est un aliment vertueux que lorsqu'il reste cru et non manipulé.

« Vous ne mourrez plus de tuberculose, mais de dépression nerveuse ».
(Bernard Charbonneau, dans *« Le Festin de Tantale »*, éditions Sang de la Terre, Collection Ce que manger veut dire, 1986).
Ce sera mon livre chouchou pour les citations dans ce tome.

Impact de la pasteurisation

Les forces du lait qui disparaissent ou sont réduites par la pasteurisation ne sont plus étudiées depuis des dizaines d'années. Les défenseurs du lait cru doivent se fier en majorité aux nombreuses recherches sur les vertus du lait maternel (cru). Il est possible de trouver d'autres recherches scientifiques, mais elles datent d'avant les années cinquante. Bizarre, vous semble-t-il ? Il ne s'agit pas d'une grande conspiration. Dieu me garde de tomber dans ce travers de pensée si courant en alternutrition. Les recherches en la matière sont biaisées par la croyance que tout lait doit être cuit pour des raisons de sécurité. Cette technique fut généralisée vers 1950, pour des raisons historiques qui sont longuement exposées dans le livre du docteur Ron Schmid (p. 55) : « *The Untold Story of Milk* ». Jusqu'à ce jour, seules quelques voix isolées ont posé la question de la thermisation. Bien trop peu pour faire bouger les institutions.

On étudiera l'annexe A « *la composition du lait* » du livre de Carol Vachon cité plus avant. Il y traite du sujet en long et en large. Voir aussi sur realmilk.com, dont quelques articles sont traduits en français. La liste de ces articles est disponible sur le blog de ce livre, via le site. Voir aussi www.raw-milk-facts.com.

Même si un chercheur passionné s'y attelait, il serait probablement freiné par le fait que notre science actuelle s'est spécialisée dans l'analyse d'effets isolés, approche peu compatible avec l'extraordinaire complexité du lait. Les petits riens qui font tout sont présents en quantités faibles dans le lait cru. Leur effet semble provenir d'une synergie quasihoméopathique. Ce n'est pas le lieu ici d'un long discours, puisque je m'attache à la pratique ménagère et que je cite tant d'ouvrages spécialisés. Mais il est utile de garder à l'esprit que, dans notre confiance absolue à la déesse science, nous pourrions ouvrir un regard latéral sur la qualité alimentaire. On verra un exposé sur la technique des cristallisations sensibles, qui ouvre une autre porte vers ce qu'on peut entendre par « qualité » (p. 88).

Que peut-on retenir des recherches à notre disposition ?

La pasteurisation dénature les vitamines A et D, raison pour laquelle on en rajoute sous forme synthètique dans le produit final. À tort, la diététique classique ne fait pas de différence entre vitamine naturelle et de synthèse. L'impact des traitements thermiques est sous-estimé. La vitamine A est essentielle, sous sa forme la plus originelle.

Ce procédé détruit ou réduit aussi le complexe de vitamine B et la vitamine C du lait cru. La plupart des facteurs naturels protecteurs sont détruits ou réduits par la pasteurisation. C'est le cas particulier de l'effet de renforcement du système immunitaire du lait. Cette dénaturation vaut tant pour le lait maternel que pour le lait animal (au cas où, maman allaitante, vous trouveriez utile de passer le lait au microondes avant d'en nourrir bébé ... — ce qui serait une erreur).

Le lait comprend des facteurs naturels comme des agents antimicrobiens, des substances protectrices et constructrices de l'intestin du nourrisson, des agents stimulant et construisant son système immunitaire. Or, ils sont dénaturés par les traitements thermiques.

La pasteurisation réduit la lactoferrine, une protéine fixatrice du fer, essentielle à son absorption, mais permettant également de lutter contre les infections. La lactoferrine est vendue sous forme de complément alimentaire, avec une pluie d'effets d'annonces : « rôle majeur dans le système immunitaire », « puissante action contre les pathogènes »,

« rôle fondamental dans le système digestif », « bactéricide puissant », etc. Faites-en bombance dans le lait cru, tiens !

Une partie des cinquante enzymes présents dans le lait cru disparaissent à la pasteurisation. Dommage si l'on sait que ces enzymes servent à mieux assimiler le lait. C'est le cas de la lipase, qui permet de digérer les gras comme son nom l'indique. C'est peut-être la raison pour laquelle les délicieux bavarois que je propose en dessert ne sont qu'envol des papilles lorsqu'ils sont réalisés à la crème de lait cru, alors qu'avec de la crème UHT, j'assiste à l'envol des bonnes intentions : c'est la sieste qui prend le dessus.

Carol Vachon rappelle que le lait maternel n'est (presque) jamais cuit. Mais oui, c'est bien sûr. Quelle évidence ! Les effets de stimulant immunitaire et de protecteur de santé du lait maternel seraient peut-être tout autant dus au fait que tous ses facteurs naturels sont préservés par la non-cuisson qu'au lien fort qui peut unir une mère lorsqu'elle nourrit son enfant. La liste pointue et mise à jour des facteurs découverts à ce jour (lactoperoxidase, etc.) est exposée dans une présentation en anglais à télécharger du site www.realmilk.com/ppt/index.html.

Par ailleurs, sur un plan sanitaire pur, pasteuriser est parfois plus dangereux que de garder le lait cru, comme on le verra dans le chapitre ad hoc (p. 29).

La pasteurisation est aussi remise en cause par les producteurs de fromages qui se plaignent d'une perte de profondeur de goût. À l'inverse des laits crus, les laits pasteurisés doivent être ensemencés par des levures spécifiques puisqu'il ont perdu une part de leur essence lors de ces traitements. Je n'intègrerai pas dans ce livre la part gustative des laitages, car les défenseurs du lait cru en France et ailleurs le font déjà depuis longtemps. Quantité de textes existent à ce sujet.

Au vu de tous ces défauts, il est temps que les experts en recherche laitière trouvent un successeur à la pasteurisation. Donnons leur rendez-vous dans quelques années de phosphorisation sur le sujet. En attendant, faites un cadeau à votre beau corps d'athlète : offrez-lui, avec modération, des laitages de lait cru.

Le lait cru et les défenses immunitaires

Le lait cru détruit les pathogènes. Glups. Oui, encore... étonnant, non ? Alors que la réputation conventionnelle du lait cru est d'être porteur de pathogènes, je vous apprends qu'il est virtuellement impossible de faire survivre des e.coli, campylobacter et listeria dans du lait cru de vaches saines, nourries à l'herbe. Au vu des dernières découvertes de la recherche française, les amateurs de laitages crus semblent même être mieux protégés contre les troubles immunitaires classiques : rhumes, grippes, etc.

L'homogénéisation du lait: une mauvaise bonne idée

Souvenir de jeunesse : quelques heures après la collecte du lait chez le fermier, une couche de crème se formait dans le haut de la bouteille de lait frais. Jeune lecteur, vous n'avez peut-être jamais été témoin de ce phénomène, car depuis une cinquantaine d'années, on homogénéise le lait afin d'éviter cette remontée. Ce ravissant souvenir bucolique des gourmands représente un inconvénient majeur pour les machines de traitement automatique du lait. À l'âge de la mécanisation systématique dans l'industrie laitière, l'homogénéisation fut donc la bienvenue.

L'homogénéisation consiste à turbiner le lait à grande vitesse afin que le gras soit fragmenté en gouttelettes si fines qu'elles ne puissent plus remonter à la surface. Ce procédé permet aussi de pouvoir contrôler de manière fine le taux de graisse d'une bouteille de lait à l'autre. Standardisation d'un monde hygiénique oblige. Il n'est pas anodin d'observer que l'homogénéisation du lait « casse » les molécules et les réduit d'une taille de 5 microns à 1 micron. Un globule d'un micron peut franchir directement la muqueuse intestinale et ainsi passer dans le sang qui n'a pas été prévenu qu'il devrait traiter ce type d'intrus.

Un cardiologue américain d'origine allemande, Kurt A. Oster, a été plus loin. Lui-même victime de deux crises cardiaques, il a eu

Ce chapitre concerne le lait considéré comme aliment thérapeutique, qui perd son caractère « ressourçant » dès lors qu'il provient d'animaux fatigués et qu'il est chargé en résidus, thermisé, homogénéisé. Le lait UHT tout venant reste un aliment de soutien, certes. Il est propre à entretenir la vie pour la plupart des mangeurs. Il n'en devient pas pour autant un poison comme certains esprits excessifs le prétendent. Mais il ne peut plus être considéré comme un aliment-remède.

l'intuition que l'homogénéisation était encore plus dénaturante que la pasteurisation. Selon son analyse, ce procédé serait responsable de l'épidémie d'athérosclérose. Cela semble logique si l'on superpose comme lui sur un plan chronologique la généralisation de ce procédé avec l'augmentation forte de maladies cardiovasculaires dans les pays occidentaux dès les années trente et quarante.

Le mécanisme selon lui : la xanthine oxydase du lait, lorsqu'elle est déformée par l'homogénéisation, entraîne la dégradation du plasminogène indispensable aux artères.

Séduisante par sa simplicité, cette théorie a été réfutée, entre autres par la chercheuse Mary Enig, spécialiste des matières grasses — voir l'article en anglais sur www.realmilk.com/homogenization.html. Selon elle, c'est à la même période que se sont généralisés les excès d'huiles polyinsaturées dans nos sociétés. Cela dérange aussi, oui, je sais. C'est bien pour cela qu'un dossier entier est consacré aux mythes en matière de graisses aujourd'hui. Je ne cite cette piste que pour info, car elle est souvent utilisée comme « preuve » sur les sites promoteurs de lait cru.

Effets détoxifiants du lait et du petit-lait crus

Le lait, le petit-lait cru et le kéfir de lait cru sont des détoxifiants et oxygénants hors pair s'ils sont consommés crus.

Quantités de textes chantent les vertus du petit-lait, aussi appelé lacto-sérum, en particulier les ouvrages hygiénistes d'avant 1970. À ma connaissance seul Carol Vachon illustre en français que le pouvoir régénérateur du petit-lait n'est préservé que quand il est cru — annexe B de son livre (p. 28).

Les vertus curatives du petit lait cru sont connues depuis l'Antiquité. Le petit lait est le liquide résiduel après la coagulation du fromage frais. Les cures de petit-lait étaient encore fameuses en Suisse et en Allemagne il y a cinquante ans. Le petit lait était encore largement utilisé par nos parents et grands-parents attentifs à la diététique, mais il semble être tombé dans les oubliettes de la nutrition, faute de résultats récents. Comment se peut-ce ?

Ses vertus curatives ne sont pas seulement dues au fait que le petit lait est riche en sels minéraux et pauvre en caséine, la part la plus allergisante du lait. Le petit-lait est réputé lutter contre la rouille interne de notre merveilleuse machine à rire et chanter, rouille interne qui n'est autre que la dégénérescence des organes, terme plus encore désagréable à nos oreilles. Le petit-lait renforce le système immunitaire et en active la détoxification, nous prémunissant ainsi des effets délétères de l'encombrement en déchets. Il rétablit la flore intestinale et régule l'hyper- et l'hypoacidité d'estomac. Il stimule les fonctions pancréatiques, faisant ainsi baisser le taux de sucre sanguin.

Connaissant la nature peu allergisante et détoxifiante du petit-lait, vous penseriez vous faire du bien avec des fromages de type ricotta (recuite de petit-lait). S'il est vrai que les protéines sont moins agressives pour les vrais allergiques et qu'ils gardent leurs propriétés de soutien de santé, ils en perdent leur intérêt ressourçant. La cuisson ou tout forme de thermisation dénature certains nutriments essentiels du petit lait. Tant que celui-ci n'a pas passé la barre fatidique des 64°C, le petit-lait est encore riche en acides gras non dénaturés et en facteurs de protection — sans compter ces fameux milles et un petits riens qui font tout qui n'ont pas encore été étudiés. On vend encore en magasins bio du petit lait en poudre (la marque Molkosan), hélas pasteurisé à 75°C selon les informations que le fabricant m'a envoyées en 2003. Voilà peut-être pourquoi le public s'en est désintéressé.

Dans « *Mes racines en cuisine* », je fais la promotion intensive du kéfir par rapport au yaourt ou au fromage frais, car le petit-lait y est préservé à l'inverse des deux autres recettes. Le petit-lait cru et le kéfir de lait cru seraient riches en deux acides aminés souffrés, puissants détoxifiants du foie : la cystéine et la méthionine. Lorsqu'ils ne sont pas désactivés par la thermisation, ceux-ci agissent comme précurseurs du glutathion.

Un exemple sur le terrain de l'impact délétère de la pasteurisation dans ce cas précis ? Oui, merci. Allons-y.

Depuis 1991, des médecins américains soignaient avec succès le syndrome des vétérans de la Guerre du Golfe (un type d'épuisement chronique, alias encéphalopathie myalgique, marqué par un fort stress oxydatif) avec un médicament appelé Immunocal, constitué entre autres de poudre de petit lait. Le stress oxydatif : quand des molécules hautement réactives, les radicaux libres, réagissent violemment avec certaines molécules du corps (membranes des mitochondries, par exemple); ce phénomène peut être inhibé par les antioxydants naturels.

En 1997, le médicament cessa de faire de l'effet. Or, depuis cette année-là, la Suisse, d'où provenait le lait du producteur du médicament, imposait la pasteurisation de tous les laitages. Après pasteurisation, cette poudre de petit lait n'était plus d'aucune utilité pour inhiber les effets débilitants de ce syndrome.

Dans les premiers jours de ces essais avec du petit lait, j'ai effectivement ressenti que les boulons se resserraient, que mes cellules tournaient dans le bon sens. Il n'y a pas de mot pour décrire le fait qu'on n'entend plus le bruit de fond de vieille ferraille dans le métabolisme.

Le glutathion « *lie les métaux toxiques et les élimine* », « *protège contre les radiations* », est « *un élément important de notre immunité pour lutter contre le cancer et diverses maladies* ». Quel que soit le débat en cours sur la place du glutathion dans notre physiologie, le petit-lait ou la cure de lait cru font merveille dans les cas de maladies à stress oxydatif, comme les fibromyalgies et épuisements chroniques.

Le glutathion est vendu en complément alimentaire, mais il n'a pas encore fait la preuve de son efficacité sous cette forme. Les nutrithérapeutes recommandent aussi dans les cas de cure de détoxification ou de douleurs articulaires un composé souffré en gélules, le MSM (Methylsulfonylmethane), alors que cet élément est présent dans les viandes et produits laitiers pour autant qu'ils n'aient pas été passés par le feu.

Ces paragraphes vous enthousiasment ? Restons prudents, car si vous êtes allergique ou hypersensible aux laitages, le petit lait cru risque de ne pas bien remplir son rôle. Il vous faudra trouver du glutathion dans d'autres sources.

Selon Carol Vachon, les enfants malades étaient traités autrefois au blanc d'œuf cru. Les recherches sur l'effet de précurseur de glutathion (recherches de Bounous G. et Gold P.) ont démontré que le blanc d'œuf est une des rares autres sources alimentaires de protéines précurseurs du glutathion, à condition que ces dernières n'aient pas été dénaturées par la chaleur. Me voilà dédouanée, moi qui me culpabilisais parfois d'abuser de ma délicieuse mousse au chocolat où le blanc d'œuf est cru, alors qu'en nutrition celui-ci est réputé inhiber la biotine.

Par parenthèses, vérification faite dans un très sérieux et très barbant ouvrage de la bibliothèque universitaire proche, il s'avère que ce phénomène d'inhibition de biotine n'a lieu qu'avec des œufs en poudre ou avec une consommation quotidienne de douze œufs !

Vitamine A: quelle source idéale?
végétale ou animale, organique ou de synthèse ?[*1]

Les produits laitiers sains sont un apport hors pair de vitamine A préformée.

« Cette vitamine à l'importance cruciale est un catalyseur dont dépendent d'innombrables processus biochimiques. (...) La vitamine A est aussi un antioxydant, qui protège le corps contre les polluants et les radicaux libres. (...) La vitamine A stimule la production des sucs gastriques, utiles pour digérer les protéines. Elle joue un rôle essentiel dans la construction d'une solide ossature, aide à la production d'ARN et est nécessaire pour que soit formé le pourpre rétinien. (...)

La provitamine A (ou carotène) est aussi un antioxydant puissant. On la trouve dans les légumes et les fruits jaunes, rouges, oranges et vert foncé. Le carotène est transformé en vitamine dans la première partie de l'intestin. Les végétariens affirment que les besoins du corps en vitamine A sont couverts par les sources végétales, mais nombreux sont ceux qui, aujourd'hui, ne peuvent plus effectuer cette conversion (en particulier les nourrissons, les enfants, les diabétiques et les personnes souffrant de la thyroïde).

En outre, des études ont montré que l'organisme ne peut convertir le carotène en vitamine A sans graisses suffisantes dans la ration alimentaire.

Le docteur Price avait découvert que l'alimentation des populations saines et isolées contenait dix fois plus de vitamine A de source animale que n'en consomme l'Américain moyen (...).

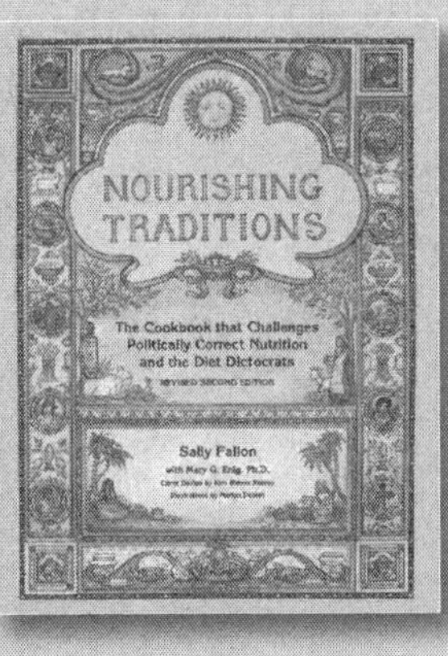

De hautes doses de vitamine A de synthèse peuvent être toxiques, surtout chez les personnes dont le foie est affaibli et chez ceux dont l'alimentation est par ailleurs médiocre. Les antibiotiques, les laxatifs, les substituts de graisse et les médicaments anti-cholestérol interfèrent avec l'absorption de la vitamine A. »

[*1] traduit par mes soins d'un article du livre « *Nourishing Traditions* », par Sally Fallon, aux éditions New Trends Publishing. Lecteurs férus de références scientifiques, rendez-vous sur les pages www.westonaprice.org/health-topics/abcs-of-nutrition/vitamin-a-saga et associées (en particulier « *The Myth of Vitamin A Toxicity* »).

Comment nos aïeux consommaient-ils tant de vitamine A prétendûment « en excédent des besoins » sans subir les dégâts promis par les bibles médicales comme le manuel Merck («*La vitamine A peut être dangereuse en surdosage*») ? Vous avez deviné la réponse : c'est sous sa forme de synthèse que le rétinol peut endommager les circuits. Or, dès que l'étiquette d'un produit alimentaire annonce « vitamine A », c'est presque toujours un produit de synthèse !

Les propriétés pharmacologiques des graisses laitières

Vous vous dites : « *les laitages sont riches en graisses saturées, qui sont responsables de maladies cardio-vasculaires. J'arrête les laitages* ». Quelle erreur factuelle ! Ce raisonnement était acceptable il y a quarante ans, lorsque les informations en nutrition étaient encore très parcellaires. Aujourd'hui, ce n'est plus tenable au plan logique.

Selon les études les plus récentes, les graisses du lait contiennent des phospholipides, qui améliorent la digestion intestinale des lipides, qui réduisent le cholestérol et les autres lipides sanguins, qui aident à construire et à faire fonctionner le cerveau, qui sont utiles pour la construction de toutes les membranes des cellules du corps et qui stimulent l'immunité. Ce serait dommage de s'en priver si en plus c'est bon de goût !

Les statistiques chargeant les graisses animales et laitières de tous les maux cardiovasculaires ont été faussées —non volontairement, mais par ignorance à cette époque. Les chercheurs ont amalgamé dans la même recherche les résultats observés tant pour les graisses naturellement riches en TRANS de source animale (beurre, fromages, viande, etc.) que pour les graisses artificiellement riches en TRANS (margarines & Cie). Ce n'est que récemment qu'on a observé la véracité des cris d'alertes de quelques chercheurs depuis des décennies : un acide gras naturellement saturé ne provoque pas les mêmes dégâts que son collègue artificiel, produit par l'hydrogénation des margarines à partir d'huiles végétales (les sources d'acides gras trans). Fait que la doctoresse Kousmine intégrait dans sa pratique dès les années soixante, car les dégâts des acides gras TRANS étaient déjà bien étudiés, bien que peu médiatisés. Ce fut d'ailleurs la seule erreur technique (mineure) de la part de la grande dame de la nutrition alternative. Ne connaissant à l'époque la différence entre saturés naturels et artificiels, elle interdisait le beurre et limitait considérablement les graisses laitières chez tous les mangeurs. Corrigez sa méthode en fonction de ces nouvelles découvertes.

La part grasse du lait est riche en acides gras à chaîne courte et moyenne, dont les vertus particulières commencent à être enfin mises en avant (stimulation du système immunitaire, facilité de digestion, etc). C'est dans la part grasse que l'on trouvera l'acide linoléique conjugué, aux propriétés anticancer, et les glycospingolipides protecteurs du système digestif et garants de la résistance aux infections.

En raison de cette triste réputation des graisses saturées qui les composent, il nous est donc conseillé de choisir le lait et ses dérivés sous forme maigre. Comme c'est sot ! Non seulement, les acides gras ont des propriétés pharmacologiques avérées, mais les précieuses vitamines A et D étant liposolubles, quel intérêt y a-t-il à consommer du lait écrémé, qui serait donc écrémé de tous ces atouts ? Ceci dit, il est vrai que les matières grasses animales étant les pourvoyeurs principaux de résidus de la pollution, les laitages écrémés ont cet avantage sur leurs collègues entiers qu'ils sont moins chargés en polluants divers. Triste compensation, non ?

Plus que le beurre, les graisses hydrogénées et l'excès d'acides gras à longue chaîne (excès d'huiles polyinsaturées) ont un effet délétère sur le système immunitaire.

La publicité voudrait nous faire croire que les produits maigres enrichis en vitamines de synthèse compensent les manques de vitamines A et D dues aux modes d'élevage, de production et de transformation des aliments. Les plus récentes recherches indiquent pourtant que les vitamines de synthèse ont plus d'effets délétères que positifs. Par ailleurs, les laitages et les viandes ne sont pas tous riches en graisses saturées uniquement. En fonction du mode de culture, ils peuvent être un riche apport en Ω-9, Ω-6 et Ω-3. C'est le cas des produits issus de vaches saines nourries aux champs, comme je le détaille plus loin (p. 51).

Nous commettons une erreur en accordant une foi aveugle à la subdivision classique des graisses en nutrition (saturées, mono- et poly-insaturées, Ω3-6-9, voir le tableau classique que j'ai repris dans « *Pour qui sonne le gras ?* ». Il y a bien d'autres vertus thérapeutiques dans les graisses que leur apport en oméga. L'huile de tournesol VPPF est riche en Ω-6, certes. Elle est surtout un apport extraordinaire en vitamine E de toute première qualité. Le beurre, bien que saturé, est riche en multiples propriétés annexes, dont je chanterai les louanges plus loin (p. 43).

Enfin, quand donc des chercheurs s'attacheront-ils à démontrer par la théorie ce que la doctoresse Kousmine pratiquait avec succès au quotidien ? C'est la qualité intrinsèque des graisses qui importe. Nous pâtissons aujourd'hui des excès de consommation d'acides gras trans et d'un manque criant d'acides gras originels et crus. Tout comme le lait perd ses propriétés ressourçantes à la pasteurisation, les matières grasses changent de structure dès qu'elles dépassent la température de 40°C. Plus qu'une insistance fanatique sur l'un ou l'autre, c'est aussi l'équilibre des apports de tous les types d'acides gras essentiels qui est le garant de la santé.

À constater notre haute consommation de fromages, viandes, charcuteries tout venant (graisses saturées) sans les équilibrer par des amandes, noix, olives ou les mêmes en version à l'ancienne (graisses mono- et poly-insaturées), on comprend que la consommation au quotidien de beurre en soi nous ferait crever les plafonds du bon sens alimentaire. Mais pourquoi éliminer le beurre si on a la sagesse d'équilibrer la balance des lipides ? Selon l'OMS, l'humain nécessite un tiers de graisses saturées, un tiers de

La vitamine A et les anti-oxydants du beurre naturel – vitamine E, sélénium et cholestérol – préviennent le cancer et les maladies cardiaques.

« Nous aurions besoin moins de science que de conscience pour mettre l'humanité en accord avec ses valeurs ancestrales. Plus ouverts à la vie, nous serions plus en mesure de profiter d'observations comme celle à l'effet que les dizaines de milliers d'agriculteurs québécois, leur famille, leurs voisins, leurs amis, consomment du lait cru sans qu'il ne leur coûte en santé, bien au contraire, semble-t-il. Si le lait cru a meilleure saveur, ce n'est pas fortuit, mais parce que les papilles gustatives partagent au moins une propriété avec lui, son côté naturel. La santé aussi. »
Carol Vachon (p. 28)

graisses de type olive (les Ω–9) et un tiers de graisses de type amandes (les Ω–6 et les Ω–3). Il semblerait que nos ancêtres et les peuples premiers étaient plus proches de 50%-40%-10% respectivement pour chaque catégorie. Seul l'avenir nous dira ce que peut produire ce récent test de modification de nos habitudes alimentaires. Pour ma part, je copie mes aïeux plutôt que les manuels de nutrition actuels. Je m'en porte comme un charme alors que je suis en rémission de trois maladies réputées graves et/ou incurables (fibromyalgie, cancer, recto-colite hémorragique).

Qualité originelle de ces matières grasses

Le paradoxe français fait beaucoup parler de lui dans les couloirs de la nutrition. C'est à qui trouvera quel élément particulier garantit la santé cardiovasculaire des Français alors qu'ils désobéissent globalement aux diktats des diétocrates. Pour l'un, ce serait l'huile d'olive. Pour l'autre, le vin. Or, les Italiens en consomment autant, sans les mêmes résultats de santé.

Ma petite idée, qui n'a pas encore trouvé écho dans les recherches scientifiques, est peut être trop simple. Les Français semblent plus attachés que la moyenne européenne aux aliments de terroir, de qualité non industrialisée, A.O.C. aux critères stricts. Comment s'expliquer le si faible taux d'obésité en Bretagne, le pays du lourd far breton ... mais région restée proche de ses racines culinaires ?

Brûlons un cierge à l'opiniâtreté de Jean-Pierre Coffe, défenseur des produits sains du terroir. C'est probablement grâce à lui et aux innombrables chefs coq animés de la même passion que les produits artisanaux sains sont restés si vigoureux en France.

Cholestérol: secouons nos concepts figés sur les graisses

Réaction classique : « *Je ne peux pas manger de fromages, car ils sont trop riches en cholestérol* ». Le consensus actuel sur les matières grasses dérive d'une croyance en l'hypothèse lipidique datant des années cinquante, selon laquelle les aliments riches en cholestérol sont responsables de l'épidémie de maladies cardiovasculaires dans nos pays occidentaux. Cette hypothèse en mérite bien le nom, car elle n'a pas encore fait ses preuves.

Les sources scientifiques de questionnement de l'hypothèse lipidique sont très nombreuses en anglais. Le site de départ: www.thincs.org.

C'est court, je sais, mais je dois être brève dans ce format de livre. Ce sujet est traité dans le tome paru dans la collection Les Topos : «*Pour qui sonne le gras ?*». Le sujet est présenté ici de manière très succincte pour ne pas alourdir la lecture.

Au nom d'une science parfois douteuse et fluctuante (...), il ne faut pas supprimer le long et prestigieux passé d'un artisanat qui créa nos fromages, nos vins, nos charcuteries...

Professeur Jacques Trémolières, INSERM

Le beurre serait le meilleur…

Vous vous privez de beurre pour échapper à un prochain pontage cardiaque (médecine classique) ou à un cancer (Kousmine & Cie) ? C'est oublier que cet aliment a été utilisé depuis des siècles sans les soucis qu'on vous prédit… mais qui vous guetteraient plutôt si vous préférez les huiles raffinées, margarines et autres aliments riches en acides gras artificiellement trans, le vrai beurre est même un aliment-remède.

NB. Cet article contient de larges extraits de ma traduction de l'article « Butter is better » de Sally Fallon sur www.westonaprice.org. Le texte complet reprend toutes les références scientifiques de ces assertions, mais vous savez que je ne joue pas ce petit jeu-là dans mes livres.

Le beurre et les matières grasses laitières (fromages, etc.) ont toujours accompagné l'assiette de nos aïeux, sans les troubles dégénératifs que nous connaissons aujourd'hui. Les maladies cardio-vasculaires et les cancers étaient rarissimes encore à la fin du 19e siècle. Dans les années 1930, le docteur Weston Price a étudié les régimes originels de sociétés restées proches de leurs habitudes ancestrales. Il les comparait à leurs petits frères passés à la « civilisation ». Il en a consigné les résultats dans son livre « *Nutrition and Physical Degeneration* » (en vente papier et aussi en téléchargement libre chez Sylvain de Clairetlipide.wordpress.com). Le site précité continue le travail de recherche du passionnant dentiste au début du siècle.

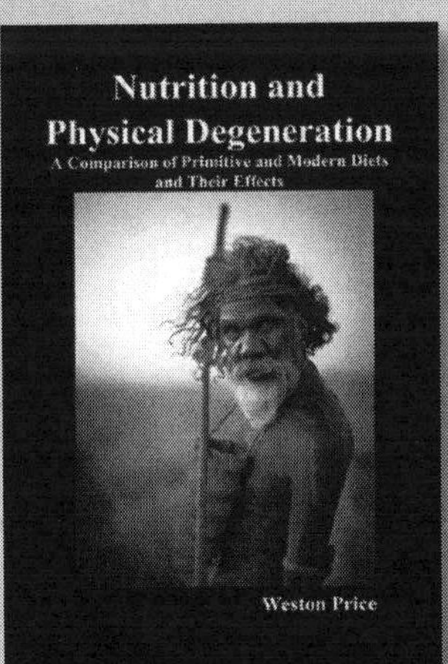

Price découvrit sur le terrain que le beurre était encore une nourriture de base dans les modes alimentaires de nombreuses sociétés suprêmement saines. Malgré ce qui a été dit en recherche classique du temps de la doctoresse Kousmine, le beurre contient beaucoup de nutriments aptes à nous protéger des maladies cardiaques et de civilisation.

Entre autres la forme préformée de vitamine A, nécessaire à la bonne santé des glandes thyroïdes et surrénales, qui jouent un rôle actif dans l'immunité et le fonctionnement du système cardio-vasculaire. Le beurre est la meilleure source de vitamine A, la plus facilement absorbée. Il est désolant d'observer que tant de mes camarades en recherche de santé font confiance à la pro-vitamine A des végétaux (comme les carottes et les potirons), qui n'est qu'un précurseur végétal de cette précieuse vitamine. Pour être correctement métabolisé, ce béta-carotène doit être traité par un foie en super-bonne forme !

La vitamine A et la vitamine E que l'on trouve dans le beurre de ferme, sans ajout artificiel, jouent toutes deux un rôle très anti-oxydant, au même titre que le sélénium dont nous sommes si carencés et dont le beurre est un apport considérable lorsque les vaches sont bien élevées. Il contient plus de cet anti-oxydant vital par gramme que le hareng ou le germe de blé. Le beurre contient aussi de la lécithine, une substance qui aide à l'assimilation et au métabolisme correct du cholestérol.

Le beurre est une bonne source alimentaire de cholestérol. Quoi ? Le cholestérol serait un anti-oxydant ? En effet, le cholestérol est un puissant anti-oxydant, qui est libéré dans le sang lorsque nous ingérons trop de radicaux libres. Le cholestérol des graisses du beurre entretient la bonne santé des parois intestinales, où résident, comme on sait, cinquante pour cent de nos défenses immunitaires (ou ce qu'il en reste...). Les acides gras à chaîne courte ou moyenne protègent contre les germes pathogènes et ont des effets anti-fongiques puissants. Le beurre aurait un rôle important à jouer dans le traitement de la dysbiose, par exemple.

À condition d'être produit dans certaines conditions d'élevage, le beurre contient aussi de l'acide linoléique conjugué qui confère une excellente protection contre le cancer.

Le facteur Wulzen ou facteur anti-raideur est un nutriment que seul le beurre possède. Wulzen, un chercheur néerlandais, découvrit que ce nutriment protégeait contre la calcification des articulations et contre le durcissement des artères, les cataractes et la calcification de la glande pinéale. Hélas, cette substance vitale est détruite par la pasteurisation.

Les matières grasses du beurre contiennent des glycospingolipides, catégorie particulière d'acides gras qui protègent des infections gastro-intestinales, surtout chez les très jeunes enfants et les personnes âgées. Comme le beurre est riche en nutriments, il confère un sentiment de satiété. Se pourrait-il que la margarine et les autres substituts de beurre provoquent des envies irrésistibles de manger parce que ces aliments fort manipulés ne donnent pas au corps ce dont il a faim ?

Dans une société qui marche sur la tête, les margarines et autres substituts réputés sains continueront à être agressivement chantés plutôt que le bon beurre de ferme. A l'heure d'internet et de la transparence citoyenne, vous avez en main tous les outils pour trouver l'information juste. Quant à moi, je prends du beurre de lait cru à tous les repas et mes mitochondries s'en félicitent.

On sera prudent lors de la réintroduction du beurre chez certains mangeurs. Sans explication nette possible, il arrive que les plus fragilisés aient des réactions quasi immédiates: les résidus de caséine pour les vrais allergiques ? les restes de pollution ? qui saura ? Lorsque c'est disponible, je conseille de commencer par du beurre de vaches jersiaises, dont la portion de caséine est mieux tolérée.

« Selon mon expérience, si l'on veut soigner des personnes malades, y compris les arthritiques, les produits acidifiés, comme le lait caillé, le koumiss, le kéfir, le fromage frais et le yaourt réalisés à partir de lait cru provenant d'animaux nourris d'herbe, sont incomparables.» docteur Ron Schmid (p. 55).

Margarine: une autre « pire des bonnes idées »

La margarine est vantée depuis des dizaines d'années comme le substitut idéal du beurre, qui est, lui, désormais déconseillé en nutrition. À tort, comme on vient de le voir dans l'encadré de la page précédente. Notre merveilleuse science actuelle est parfois biaisée par des croyances non fondées, cela même que les scientifiques reprochent à l'alternutrition. Ne le dites pas à vos amis du domaine, ça les énerve. Il leur arrive même de faire des faux pas. La promotion de la margarine et la démonisation du beurre sont l'effet d'un subtil lobbying de la part des huiliers, doublé d'une incapacité des agriculteurs à s'organiser pour contrer cette vague. J'en ai dit un mot dans le paragraphe sur les statistiques faussées : les recherches ont indiqué que c'est la margarine hydrogénée qui détériore les artères et non le beurre. Des données épidémiologiques ont établi un lien entre le cancer du sein et la consommation de margarine, alors qu'il est désormais démontré que l'huile d'olive ou le beurre ont un rôle protecteur.

Du baratin sur le beurre... « *Prenez un tiers de vrai beurre, deux tiers d'huile de coco et de graisse d'équarissage, délayez avec des hydrocarbures et des produits chimiques pour cosmétiques, et vous obtenez un beurre frelaté idéal pour les croissants, pâtisseries industrielles et crèmes glacées. Entre 1997 et 1999, une laiterie napolitaine a fabriqué 16.000 tonnes de cette savoureuse mixture qui a ensuite été vendue en Belgique, en Allemagne et surtout en France (80% de la production rien que pour nous).* » extrait du Canard Enchaîné du 9/2/2005.

Pour se désintoxiquer des propagandes expertes

Vous êtes décontenancés par la lecture des pages qui précèdent. Ce n'est pas ce que « les experts disent », me rétorquez-vous. Cette phrase nous semble souvent une justification suffisante pour croire tout cru ce qui est imprimé sur le beau papier glacé des magazines. Vous ne pouvez pourtant pas ne pas être au courant de l'imbrication complexe des experts avec l'industrie ni les limites floues entre publicités/propagande/information/désinformation. L'indépendance des experts n'est qu'un vœu pieu. Dans l'encadré ci-après sur le piège des compilations d'études scientifiques, on verra comment le lecteur lambda peut être aveuglé en toute bonne foi dans sa croyance dans les résultats d'études « scientifiques ».

Le docteur William Douglass utilise le lait cru dans sa pratique quotidienne avec succès. Il est remonté contre les autorités à force d'être confronté à des universitaires qui, tout en acceptant la justesse de son argumentation, retournent systématiquement à leurs vieux réflexes. Il reproche à ces professeurs de « *souffrir d'une déconnexion du corps calleux séparant le cerveau droit du cerveau gauche* » (ma traduction), ce qui est une manière détournée de les qualifier de schizophrènes.

Pourquoi tant de cruauté ? Mettez-vous plutôt à la place de ces experts, parfois de grandes pointures en recherche. Il est difficile à la plupart des humains de reconnaître une erreur. Quand on a pris la posture d'un chef de horde, c'est encore plus difficile. Si les argumentations latérales (sur les graisses, le soja, le calcium ou la dangerosité du lait cru) trouvent grâce à leurs yeux et à leur esprit, il leur faudra encore une force morale hors du commun pour changer leur discours. Félicitons ceux qui en auront le courage.

Le docteur William Campbell Douglass se présente sur www.drdouglass.com (pas d'articles à télécharger, vente de ses livres). Attention : discernement nécessaire car c'est un électron libre de chez libre...

Pour vous remettre en selle, chaque fois que vous vous surprenez à croire que vous vivez dans le joli pays rêvé de Disneyland, jetez un coup d'œil sur le formidable site www.lanutrition.fr, site fondé par le journaliste d'investigation Thierry Souccar. Cette équipe attribue chaque mois le Grand Prix de la Propagande à l'une ou l'autre personnalité ou société. En août 2006, c'est l'huilier Lesieur qui a eu le bonheur de cette attribution pour avoir subtilement transformé à son avantage des recherches nutritionnelles qui lui étaient pourtant bien désavantageuses...

À vache heureuse, meilleur lait

Un communiqué de presse du *Quality Low Input Food* (www.qlif.org) nous apprend ceci. « *Des chercheurs de l'université de Newcastle, au Royaume-Uni, ont découvert que les vaches qui pâturent selon les lois de la nature produisent un lait de meilleure qualité. Cette étude s'inscrit dans le cadre du projet QLIF (Quality Low Input Food), portant sur la santé et le bien-être des animaux. Elle bénéficie d'un financement de l'UE dépassant les 12,4 millions d'euros. Les résultats complètent les arguments qui soutiennent que les aliments provenant de l'agriculture biologique sont plus nutritifs que les autres.*

L'étude a été conduite par le Nafferton Ecological Farming Group de l'université de Newcastle. Elle a conclu que les vaches en pâturage, dans les fermes d'agriculture biologique, produisent un lait beaucoup plus riche en acides gras, antioxydants et vitamines bénéfiques que leurs homologues de l'agriculture conventionnelle à haut rendement.

« Nous savons depuis un certain temps que la nourriture des vaches influe fortement sur la qualité du lait », explique Gillian Butler, chef du projet sur le bétail du Nafferton Ecological Farming Group, qui a dirigé l'étude. « Cependant, cette recherche se distingue des études antérieures de par le fait qu'elle montre clairement que dans les fermes d'agriculture

Piège des compilations d'études scientifiques

Dans les media orientés santé depuis les plus sérieux jusqu'aux plus légers, on ne compte plus les articles commençant par « le consensus actuel indique » ou « la plupart des recherches sérieuses, publiées dans les plus grands journaux scientifiques, confirment que ». A la faveur d'internet et de ses bases de données médicales si faciles à consulter, il est devenu très tendance de produire de l'esbroufe à coup de compilations d'études scientifiques sur n'importe quel sujet donné.

Or, la documentation internationale est si vaste et si variée que l'on peut démontrer avec autant de rigueur que la dioxine est un puissant poison qu'assurer qu'elle est anodine. Le même petit jeu s'adapte à toutes les molécules, bien sûr. D'autre part, les compilations se basent sur les résumés (« *abstracts* » en anglais). Ces résumés ne reflètent pas toujours les résultats précis de l'étude. De l'avis des chercheurs eux-mêmes, ce genre de dérive – un résumé plus affirmatif que l'étude résumée – est difficile à éviter car ce genre d'étude est, très souvent, financée par une multinationale, laquelle apprécie qu'on lui présente un rapport sur investissement correct...

Selon l'étude sur le sujet publiée en 2001 dans une revue scientifique, 46% des résumés d'études publiées dans les revues internationales ne correspondent pas aux résultats de la recherche qu'ils préfacent. Illustrons une autre dérive par un coup d'oeil latéral sur un des sujets qui fâchent: l'aspartame (substitut de sucre utilisé dans les sucrettes des récidivistes de régime). Si l'on corrèle le résultat des études sur l'innocuité ou la dangerosité de l'aspartame aux sources de financement des études, on obtient ce qui suit*[1]. Sur 74 études financées par l'industrie, cent pour cent d'entre elles concluent à l'innocuité de cet additif. Sur 90 études provenant de sources indépendantes, 92% d'entre elles ont identifié un risque pour la santé lié à la consommation d'aspartame.

---

*[1] cité dans l'indispensable bimestriel « *What Doctors Do Not Tell You* » (www.wddty.com) - travail de Ralph G. Walton, président du Center for Behavioural Medecine au Département Psychiatrique du Collège de Médecine des Universités du Nord Est de l'Ohio.

biologique, le pâturage naturel des vaches, avec un régime à base de fourrage, est la principale explication aux différences de composition entre le lait biologique et le lait classique. »

Le rapport suggère également l'existence de différences saisonnières notables dans la qualité du lait. La quantité d'acides gras et d'antioxydants intéressants est plus importante en été, lorsque les vaches se nourrissent d'herbe fraîche et de trèfle. « En conséquence, nos études futures se pencheront sur l'amélioration de la composition nutritionnelle du lait pendant l'hiver, lorsque les vaches sont en étable et sont nourries principalement avec du fourrage conservé», déclare Mme Butler (...).

« Cette publication est une étape majeure du projet. Elle montre clairement que la gestion naturelle du bétail est bénéfique, pour les animaux comme pour nous », déclare le professeur Carlo Leifert, coordinateur du projet QLIF.

Ces résultats confirment ceux d'études précédentes, qui ont montré que le lait provenant d'élevages biologiques contient une concentration plus élevée d'acides gras oméga-3 que celui produit de manière conventionnelle. Les acides gras oméga-3 semblent favoriser une réduction du risque de maladies cardio-vasculaires et des cancers.

Le Nafferton Ecological Farming Group de l'université de Newcastle a recueilli 109 échantillons de lait des 25 fermes. Ils ont été regroupés selon les trois catégories: la production à haut rendement traditionnelle, certifiée biologique, et durable non biologique (faible rendement). Les échantillons ont été prélevés en août et octobre 2004, et l'année suivante en janvier, mars et mai.

Omega 3-6 du lait cru d'animaux nourris au pâturage

Les Ω-3 auraient des propriétés anti-inflammatoires et anti-âge au point qu'on les vend en gélules aujourd'hui. S'il est vrai que nous sommes beaucoup à être carencés en Ω-3, cette mode risque d'être contreproductive à moyen terme. On ne déséquilibre pas impunément le subtil mobile des acides gras : l'excès est aussi délétère que la carence.

Certes l'on peut rester de marbre à l'idée qu'un excès d'Ω-3 puisse être dangereux. Alors laissez-moi parler de pognon : je vous propose des économies d'argent, qui vont accessoirement épargner les ravages marins qu'entraîne la surproduction de ces gélules. Oui, la petite écolo fait son come back. Ces Ω-3 se trouvent dans les poissons des mers froides et profondes, mais pas seulement: on les trouve aussi dans certains légumes à feuilles vertes (surtout les légumes sauvages et gras comme le pourpier), dans les graines de lin et les noix. On les trouve aussi... dans le beurre, les laitages et les viandes d'élevage à l'ancienne (en mode extensif). Mangez tous ces bons aliments plutôt que de vider les fonds des océans, voyons !

Le profil des acides gras varie considérablement selon la nature des acides gras contenus dans l'alimentation de l'animal. Du beurre produit à partir de vaches nourries à l'herbe riche, non traitée, peut contenir des Ω-9 (type huile d'olive) et des acides gras de type Ω-3 & 6 dans les proportions recommandées de 4 à 1. Si nos aïeux pouvaient se contenter de graisses animales en majorité, c'est peut-être qu'alors le bœuf, le porc ou les œufs étaient équilibrés en Ω-3-6-9...

Les produits d'élevage intensif contiennent aussi des Ω-3 et -6, mais dans un rapport de 20 à 1 (c'est-à-dire 20 portions d'Ω-6 pour une portion d'Ω-3). Or, le rapport nécessaire à l'humain est de 6 à 1, comme c'est le cas chez les bovins de plein air, nourris à l'herbe fraîche (parfois rapport de 3 à 1 dans ce dernier cas).

Les œufs d'élevage intensif offrent le même rapport de 20 à 1, alors que, pondus par des poules picorant en liberté, les œufs offrent un rapport de 1,5 à 1.

« (...) l'animal donne son lait de son vivant, comme la poule offre son œuf ou l'abeille son miel. L'animal fait ses cadeaux de son vivant. Manger l'animal, c'est, pourrait-on dire, manger l'instrument – le théâtre de son incarnation. Assimiler le lait à la chair animale est d'un manque de sérieux regrettable. (...) Le lait, par sa composition équilibrée entre les glucides et les protéines occupe une place médiane entre les deux familles d'aliments : végétale et animale. »

Joël Acremant, dans « *Se Nourrir Aujourd'hui* », éditions Novalis

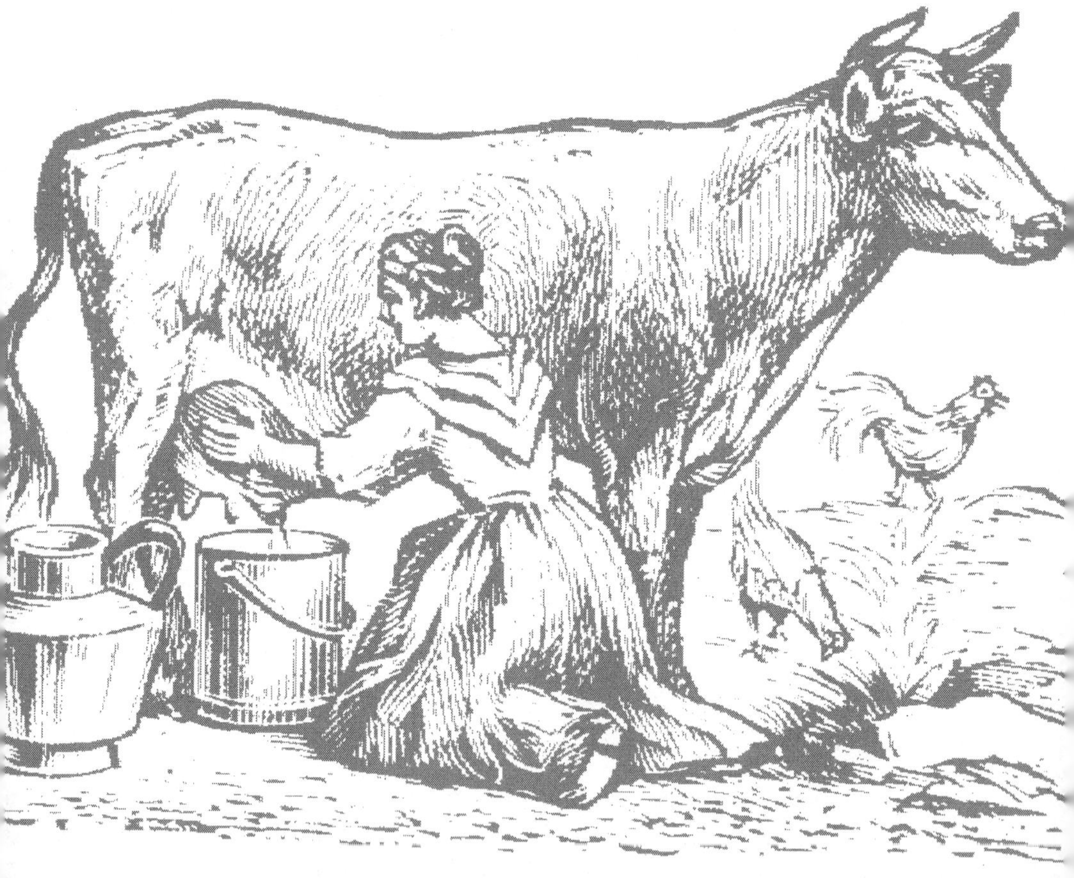

Le lait cru: aliment-remède ?

Lorsqu'il est produit dans les meilleures conditions, le lait cru est un tel aliment-remède que certains médecins l'ont utilisé en cures aux effets de ressourcement extraordinaires. Celles-ci consistent à boire de grandes quantités de lait à l'exclusion de tout autre aliment pendant plus d'un mois. Je ne vous encouragerais pas à de tels excès, sauf obligation. C'est à fin d'édification que j'expose ici les résultats de ces cures afin de réhabiliter le vrai lait, car la part de recherche scientifique est un peu maigre à ce sujet. Si vous êtes convaincu que le lait cru est pour vous — répétons que nous sommes inégaux face au lait — nous verrons où trouver le lait cru et ses dérivés et surtout nous verrons quelles sont les meilleures pratiques pour les conserver.

La partie pratique de ce chapitre (faire ses fromages, confectionner son propre beurre, clarifier le beurre, réaliser du lassi, etc.) est exposée en détails et recettes dans mon livre « *Mes Racines en Cuisine* ».

Les cures de lait n'ont plus le grand succès qu'elles eurent avant guerre. C'est bien dommage, mes bons amis, car nous pourrions nous en inspirer. En Europe, de nombreuses cliniques, particulièrement en Allemagne, au Danemark et en Suisse, ont utilisé le lait entier ou le petit-lait, sous forme crue. Le défenseur le plus connu en a été le docteur Bircher-Brenner, mieux connu comme l'inventeur du muesli. Quelques praticiens l'utilisent encore, entre autres aux États-Unis le docteur William Campbell Douglass et le docteur Ron Schmid, qui pratique dans le Connecticut.

Ce dernier a publié une merveilleuse apologie du lait cru dans son livre sous le titre « *L'histoire cachée du lait : vertes prairies, vaches heureuses et produits au lait cru* ».

Il y trace l'historique alimentaire de ce produit et des récentes techniques « modernes » qui semblent plus avoir dénaturé que grandi ce noble aliment. Dans le chapitre « *certifier ou pasteuriser* », l'auteur relate comment, dès les années quarante, la pasteurisation a gagné sur la certification aux States. Face au désastre sanitaire que représentait le lait de distillerie, où les vaches étaient nourries des déchets de distillerie, deux positions étaient possibles. Le docteur Henry Coit soutenait le programme de certification du lait, ce qui pouvait garantir que la source était saine. C'était une forme de label de l'époque. Le lait de distillerie, ce sous-produit, en était naturellement exclu.

Le docteur Nathan Strauss, lui, fit croisade pour la pasteurisation, procédé qui fut appliqué initialement sur les laits de vraies laiteries, ensuite sur tous les laits (y compris les désastreux laits de distillerie). « *Au début, de 1890 à 1910 environ, les mouvements de certification et de pasteurisation ont coexisté, se complémentant même de nombreuses façons. Dès 1910 et jusqu'aux alentours de 1940, une vague trêve s'est installée.* » Ensuite, la coexistence pacifique ne fut plus qu'un souvenir. La pasteurisation gagna…

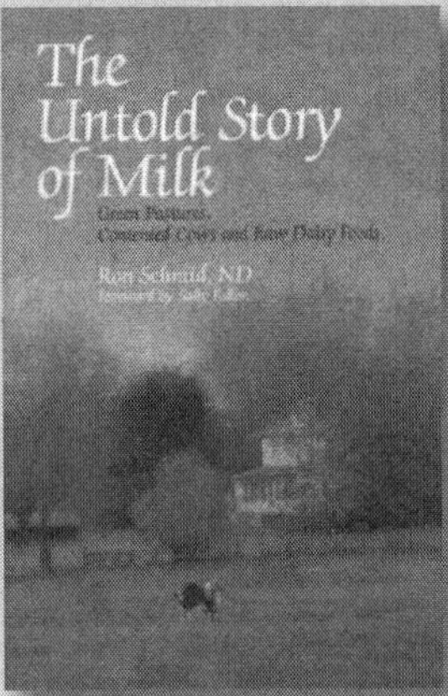

The untold story of Milk (Green pastures, contented cows and raw dairy foods) de Ron Schmid, ND, éditions NewTrends Publishing 20 US$. N'existe qu'en anglais à ce jour.

Table des matières résumée (sous sa forme complète, elle peut être téléchargée en français sur le site).

Partie I. Le lait hier. Le lait et la civilisation - Les bovins au début de l'agriculture en Amérique - Le mauvais lait : les laiteries-distilleries - Les microbes ou le terrain : la cause réelle des maladies - L'affaire du lait autour de 1900 : certifier ou pasteuriser ? - Un aliment-remède : histoire de la cure de lait - Enzymes : essentiels à la vie - Le lait dans les dernières cultures traditionnelles

Partie 2. Alimentation, Santé et Confiance. Trahison - Le cholestérol, les graisses animales et les maladies cardio-vasculaires : un mythe moderne -

Partie 3. Le lait aujourd'hui. Les agricultures intensive et fermière au 21ème siècle - Le lait moderne : catastrophes, incidents et rapports perturbants - L'intolérance au lactose et le lait moderne - L'homogénéisation du lait et les maladies cardiaques - Sécurité du lait cru ou pasteurisé - L'idéal : les formes fermentées de lait cru, provenant de vaches aux champs - Calcium, lait et santé - Le lait cru aujourd'hui - Annexes

Un ouvrage complet, documenté, modéré, incontournable pour ceux qui veulent étudier le sujet avec sérénité. J'en traduis quelques extraits ci-après.

Les cures de lait: un historique

De tout temps, le lait a été préconisé pour ses vertus thérapeutiques. En diététique indienne, il est encore utilisé à cet effet. On ne pourrait expliquer les bienfaits extraordinaires des cures de lait si l'on se fiait uniquement à ses teneurs en acides gras, acides aminés ou sucres. Le lait est bien plus que la simple somme des micro- et macronutriments qui le composent. J'ai exposé au chapitre précédent quels éléments factuels pourraient expliquer ces vertus thérapeutiques sur un plan analytique.

Une ouverture de pensée plus riche sur ce que le lait peut représenter pour l'homme nous est offerte par les biodynamistes. Dans leur passionnante vision du monde, l'humain se connecte au macrocosme au travers des aliments. Les qualités « spirituelles » d'un aliment entrent alors pour une grande partie dans son impact sur la santé et la droiture de l'homme. Gerhard Schmidt, dans « *Dynamique de l'Alimentation* », chez Triades, résume ce que Rudolf Steiner, fondateur du mouvement, a pu dire du lait et des produits laitiers.

C'est hélas impossible à résumer en quelques lignes. Découvrez plutôt dans le livre original susmentionné comment les anthroposophes considèrent l'alimentation.

Selon l'expérience professionnelle du docteur Ron Schmid, dont le livre est présenté en encart ci-avant, « *les malades chroniques vont clairement mieux lorsqu'ils arrêtent de consommer du lait lorsqu'il est pasteurisé. Même de faibles quantités peuvent bloquer leur amélioration. De grandes quantités peuvent souvent leur faire un tort majeur.* ».

L'auteur relate les expériences auxquelles il a procédé, en tant que thérapeute, en préconisant le lait cru. Ce faisant, il insiste sur la provenance : les vaches, heureuses élues qui fournissent ledit lait cru, paissent de l'herbe dans des champs ouverts, sans traitement particulier, sans overdose d'hormones de croissance, d'antibiotiques et d'autres joyeusetés.

Les résultats qu'il présente sont clairs. « *Bien que je n'ai pas encore autant d'expériences en pratique de la cure de lait exclusive que mes prédécesseurs, j'ai découvert que l'asthme, les allergies et le rhume des foins réagissent positivement si l'on consomme de grandes quantités de lait cru et de ses dérivés.*

(...) Selon mon expérience, si l'on veut soigner des personnes malades, y compris les arthritiques, les produits acidifiés, comme le lait caillé, le koumik, le kéfir, le fromage frais et le yaourt réalisés à partir de lait cru provenant d'animaux nourris d'herbe, sont incomparables. Toutes les maladies chroniques, tant qu'elles ne sont pas à un stade grave et à condition que le patient n'ait pas été empoisonné par trop de médicaments, répondent bien à un régime contenant de généreuses quantités de ces produits, en y ajoutant du beurre et de la crème de lait cru. Même des formes graves de maladies des reins et du cœur peuvent être soignées ainsi avec succès, tout comme les calculs rénaux et les fibromes de l'utérus.

Les diabétiques en tirent grand parti, au point que dans certains cas la maladie disparaît de manière permanente. C'est le lait caillé qui est le plus efficace dans ce cas, comme il l'est dans les cas de cancer. L'état général des patients atteints de cancer améliore avec cette cure, bien que (...) je n'affirme pas obtenir de résultats avec le lait cru uniquement. »

Au chapitre 6 de son livre, intitulé « *Un aliment-remède : histoire de la cure de lait* », il résume l'historique des cures. « *Au 19e siècle, plusieurs médecins russes et allemands pratiquaient la cure de lait cru. Dans un ouvrage intitulé «La Cure de Lait» publié à Moscou en 1857, un docteur Inozemtseff relate avoir traité plus de mille cas.»*

Dans son ouvrage « *Sur la cure de lait* », traduit en anglais par le docteur G. L. Carrick, médecin auprès de l'ambassade britannique à Saint Pétersbourg, le docteur Philip Karell « *annonce avoir traité avec succès des centaines de cas d'asthme, de névralgies, d'œdèmes, de maladies du foie ainsi que d'autres « cas de nutrition erronée ». Il recommandait la prise de lait à intervalles réguliers en doses de 3 cuill.s. à 20cl. Les meilleurs résultats apparaissaient lorsque la diète se limitait au lait, sans autre apport alimentaire. (...)*

« *Selon le docteur Weir Mitchell, l'un des médecins les plus connus pour ses succès dans la guérison de maladies chroniques à la fin du 19ème et au début du 20ème siècle : « il est difficile de traiter des cas pareils sans avoir recours, à un moment ou à un autre, au lait cru ». Mitchell relate le cas de travailleurs de force vivant uniquement de lait, en consommant parfois jusqu'à dix litres par jour. Un de ses patients diabétiques a vécu quinze ans en ne buvant que du lait, tout en gérant sa société commerciale avec brio. (...)*

La cure de lait était conseillée pour les cas de diabète, de maladie de Bright (ndt : atteinte des reins), *de troubles gastriques et d'obésité par le professeur James Tyson, selon son témoignage dans le Journal of the American Medical Association de juin 1884. Il y fait remarquer que l'urine n'est alors plus riche en acide urique et que la consommation permanente de lait dissout les calculs rénaux. Aucune nourriture autre que le lait ne devrait être autorisée dans le traitement des ulcères gastriques, selon lui.* »

Le docteur Charles Sanford Porter relate son expérience de la cure de lait pendant trente-sept ans, auprès de dix-huit mille patients, dans son livre « *Milk Diet as a Remedy for Chronic Disease* » (1923 pour la dernière édition). Selon Schmid: « *ce médecin croyait qu'une grande quantité des éléments constituants du lait étaient absorbés directement dans la circulation lymphatique.* »

Entre-temps, on a pu déterminer que les graisses laitières ne demandent pas de lourd travail enzymatique de la part du pancréas et de la vésicule biliaire, ce qui pourrait donner l'impression qu'il contourne le circuit habituel de digestion. La cure de lait selon Porter portait sur quatre semaines à des doses quotidiennes de trois à dix litres de lait frais, cru, à peine réchauffé, à boire par intervalles de demi-heure. Il était interdit de manger quelqu'autre aliment que ce soit, car « *l'ajout de la plus petite biscotte semblait bloquer la digestion stomacale pendant des heures* ».

Il n'utilisait bien sûr pas la cure stricte de lait dans tous les cas de maladie. Cher lecteur, ne vous méprenez pas sur l'objectif de chapitre, qui ne vise qu'à rétablir le vrai lait dans ses habits de lumière. Ses plus grands succès chez Porter se sont fait jour dans le traitement de la turberculose. Il faut aussi remarquer que son traitement incluait un repos total au lit, le temps de la cure.

« *Porter rapporte qu'à la même période, un médecin autrichien, le docteur Herman Schwartz, assurait devoir sa santé éclatante à une alimentation exclusive de lait (environ trois litres par jour) depuis trente-trois ans.* »

Il relate aussi l'histoire d'un Américain, W.F. Kitzele, qui fut victime à deux ans d'un accident domestique : son larynx avait été endommagé par l'ingestion de soude caustique. Dès lors incapable de manger des aliments solides, il s'était contenté de lait cru, qu'on peut imaginer de source saine certifiée si l'on sait que cinquante ans après, il était toujours en pleine forme, sans avoir connu de maladie jusque-là.

Ron Schmid reprend de longs extraits de « *Raw Milk Cures Many Diseases* », le livre du docteur J.E. Crewe, cocréateur de la Mayo Foundation, devenue plus tard la Mayo Clinic. En 1929, celui-ci témoigne : « *Depuis quinze ans, l'auteur de ces lignes a utilisé la cure de lait certifié pour divers cas de maladies. Depuis dix ans, il utilise un sanitarium dédié à ce traitement. Les résultats obtenus par cette cure dans diverses maladies ont été si uniformément positifs qu'il nous faudra modifier notre point de vue sur la maladie et la façon de la traiter. La méthode est si simple qu'elle n'intéresse pas la plupart des médecins* ».

Je ne connais hélas ! pas d'auteur francophone ayant effectué sur le terrain le même travail que le docteur Ron Schmid sur ce que le lait peut nous dire de la beauté d'un monde plus ressourcé. Cette petite contribution de quelques pages de ma part vise à vous donner envie de faire à nouveau confiance aux laitages, mais sous leur forme crue.

OÙ TROUVER LES LAITAGES DE LAIT CRU ?

Si vous avez compris que les laitages peuvent être un aliment à vertu thérapeutique, vous trouverez l'énergie pour en chercher des sources idéales. Vous choisirez des laitages:

- de lait cru
- issus d'animaux ayant brouté de l'herbe fraîche et non traitée,
- ces animaux n'ayant pas été traités eux-mêmes (ce qui s'assimile au bio pour les citadins peu au fait des pratiques culturales).

En raison de réglementations européennes, les produits frais comme le lait, le fromage frais et la crème de lait cru sont indisponibles en magasins ordinaires depuis quelques années. On se les procure donc :

- soit à la ferme directement (ou en livraison à domicile par le fermier), soit chez le crémier ou auprès du magasin bio, mais sur commande,
- soit sur les marchés où le fermier vient vendre directement ses produits,
- soit auprès de systèmes de livraison à domicile de paniers du pays,
- soit aux distributeurs automatiques de lait installés à la sortie de certaines grandes surfaces (les adresses changent si souvent que je vous convie à les chercher sur le net; la partie belge est sur le site).
- soit auprès de GACS ou AMAPs

GAC: Groupement d'Achat (BE). AMAP: Association pour le Maintien d'une Agriculture Paysanne (FR). Adresses locales généralement disponibles via les maraîchers locaux ou les locales écolo, par bouche à oreille. Listes partielles sur le site.

Les fromages affinés de lait cru, eux, sont faciles à trouver chez la crémière et même en grande surface. Parmi les fromages au lait cru les plus connus, on trouvera le comté, le camembert, le picodon, le parmesan Reggiano, etc.

Le nom du fromage ne suffit pas, car il existe des versions de camembert qui sont au lait stérilisé, ensemencés de levures concoctées dans les laboratoires de l'INRA ou dans un autre organisme de technologie agricole. Vérifiez l'étiquette ou discutez avec le fromager de la fabrication de ses fromages.

L'appellation « au lait cru » ne suffit pas, puisqu'une récente technique, dite de microfiltration, autorise cette appellation qui s'en trouve, de fait, falsifiée.

Le beurre de lait cru se trouve sur les marchés, dans les fermes, dans certains magasins bio et, souvent sur commande, chez les bons fromagers. Les grands amateurs surgèlent le beurre de printemps, lorsque les vaches se remettent à brouter au pré des pousses d'herbes variées.

Alternez bien sûr avec bon sens le beurre et les huiles végétales de qualité.

Encyclopédie des fromages

Vous réclamez du comté comme fromage de lait cru, mais le fromager se rit de vous : « *Mon bon monsieur, le comté n'est jamais au lait cru !* », car il sait le lait de ce fromage préchauffé avant ensemencement (à 49°C précisément). Il a raison. Légalement, est dit de lait cru tout produit qui n'a pas été chauffé à plus de 40°C. Mais sur le plan nutritionnel, tout produit laitier reste cru tant qu'il n'a pas été chauffé à plus de 64°C, seuil de dégradation de ses nutriments les plus utiles. Vous avez donc bien raison de réclamer du comté au lait cru.

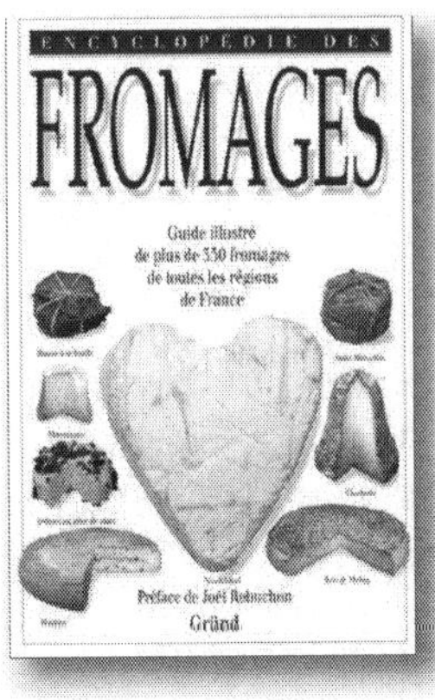

Choisissez les fromages de source A.O.C. (appellation d'origine contrôlée.). Ce cahier des charges exige souvent le lait cru. Ou procurez-vous l'Encyclopédie des fromages chez Gründ, formidablement clair et informé, bourré de photos alléchantes et détaillant les cahiers de charge de quantité de fromages français.

Dommage que ne soient pas incluses d'infos précises sur les types d'enzymes utilisés. À ce jour, le cahier des charges bio interdit en tout cas les micro-organismes génétiquement manipulés. Si vous êtes une personne fragile sur le plan digestif, à défaut de connaître la fabrication exacte, choisissez au moins les fromages en bio pour cette raison-là.

Conservation des laitages crus

Le lait de ferme et les produits laitiers crus en dérivant (fromage frais, yaourt, etc.) se gâtent plus vite que leurs homologues pasteurisés/upérisés du commerce. Il vous faudra être attentif aux courtes durées de conservation. Ce sont des réflexes que nous avons perdus, endormis que nous sommes dorénavant par les dates de péremption extensibles des produits stérilisés d'aujourd'hui.

Le lait cru fraîchement trait et réfrigéré par le fermier conserve encore six jours au réfrigérateur entre 4°C et 10°C. Vérifiez la température de votre propre matériel. Il n'est pas rare de noter des températures de 15°C dans les réfrigérateurs ménagers. À cette température, le lait conserve deux à trois jours avant de cailler. S'il caille, laissez-le faire. C'est délicieux : vous venez de découvrir une variante de l'excellent lassi des Indiens, que nous prenons parfois erronément pour du yaourt.

Tant qu'il est produit à base de lait cru de vaches saines, le lait caillé naturellement ne peut pas devenir toxique. J'ai fait l'essai ménager de conserver du lait cru à température ambiante. Après trois mois, ce lait suri a tourné en fromage curieusement affiné, mais mangeable. Le lait UHT, soumis au même test, a dû être jeté après dix jours tant il pourrissait et ... puait.

Vous pourriez aussi congeler le lait cru en petites portions juste après l'achat (en petites bouteilles plastiques de 250 ml). Si vous désirez conserver le lait cru plus longtemps sans le congeler, il convient de le faire bouillir dès l'achat. C'est une pasteurisation maison qui lui conserve malgré tout son arôme et son goût mais qui lui fait perdre quelques nutriments utiles.

Le fromage frais, lui, conserve dix jours environ. Consommé plus tard, il n'est ni mauvais ni toxique, mais devient souvent trop acide de goût. Il développe alors une fine pellicule. Quant au beurre de lait cru, il conserve trois semaines au réfrigérateur. Faute de beurrier, gardez-le dans son emballage d'origine, lui-même protégé d'un plastique fin, afin d'éviter qu'il ne soit souillé pas les autres odeurs du réfrigérateur.

Peut-on cuire du lait cru ?

Ma tantine est si intimement convaincue depuis des dizaines d'années de la dangerosité du lait cru qu'elle pourrait faire un malaise par autosuggestion. Si je devais cuisiner pour ma tante, je cuirais le lait ou la crème. Prudence lorsqu'on pénètre dans l'ombre du tout puissant subconscient !

Dans mes recettes de desserts ou de plats, je ne rechigne pas à cuire le lait cru dans les recettes qui l'exigent (béchamel, crêpes, clafoutis, etc.). J'y perds peut-être les quelques bienfaits détaillés dans le premier chapitre, mais je gagne encore sur plusieurs points : le lait est fraîchement trait; je soutiens une exploitation familiale; le lait n'a pas subi l'upérisation et l'homogénéisation; aucune forme de vitamine de synthèse n'y a été ajoutée; comme je le choisis avec discernement, ses graisses laitières sont équilibrées.

LE LAIT DE JUMENT

Herboriste et naturopathe, Daniel Gramme tient un magasin de produits bio près de Liège en Belgique. Il a écrit de nombreux livres et donne des conférences sur la naturopathie. Connaissant son attachement aux théories classiques anti-lait des naturos, quel ne fut pas mon bonheur de trouver un livre de sa plume vantant les vertus du lait ! De jument, il est vrai.

Le lait de jument est une coqueluche en alternutrition depuis 2006. Il est vendu en magasins diététiques sous forme de barquettes de lait cru congelé. Les témoignages de bienfaits de ce lait de jument sur la santé sont enthousiasmants. Vous en trouverez quantité dans le livre de Daniel Gramme sur le sujet.

Ce lait spécial semble surtout travailler sur la bonne santé de l'intestin, qui est votre premier bouclier de santé (mais qui peut être aussi votre cheval de Troie).

Mais pourquoi recommander uniquement du lait de jument, qui coûte le prix d'une selle en or ? Si vous consommez du lait de chèvre, de brebis ou de vache bien nourries et cru, vous aurez peut-être les mêmes effets.

Je soupçonne cet effet miraculeux du lait de jument que prône Daniel Gramme de tenir surtout au fait que primo les juments de la ferme qui les produit sont nourries au champ, d'herbe fraîche ; et que secundo le lait est consommé cru. Non seulement le lait de jument est cher, mais il a un goût si particulier que beaucoup de mangeurs renâclent.

Il nous manque simplement quelques thérapeutes francophones pour tester la même expérience que Daniel Gramme, mais avec du vrai lait de bovin. C'est surtout aux États- Unis et au Québec qu'on peut lire quantité de témoignages de rémissions et de guérisons avec du lait de vache (CRU et BIO).

Un chapitre entier du livre de Daniel Gramme est d'ailleurs consacré à « *L'important, c'est l'élevage* ». Tous les partisans du lait cru (de vache) insistent pour que les bovins aient été nourris en pâturage non traité la plus longue partie de l'année. Les plus puristes choisissent même quelles prairies ils font brouter aux bovins pour s'assurer des doses de remèdes présents dans le lait — voir les succès thérapeutiques de Marguerite Klein-Lecat dans ce contexte.

Dans le chapitre sur les avis spécialisés, l'auteur questionne un des diététiciens naturopathes les plus pointus en France (Robert Masson). Celui-ci souligne que les avantages du lait de jument par rapport au lait de vache tiendrait entre autres à la présence de lysozyme (aussi présent dans le lait maternel).

Toute bien informée que je sois, je ne suis que profane et ne peux déterminer la justesse de ces dires très scientifiques. J'ai donc demandé son avis à Carol Vachon (p. 28). Il en ressort que les données sont faussées : l'on compare en général les laits de chèvre, de brebis ou de jument au lait de vache sans évaluer les paramètres qualitatifs comme l'élevage, la nourriture, la traite et la qualité crue ou non. Or, la pasteurisation détruisant les enzymes comme le lysozyme, il n'est pas étonnant qu'on n'en trouve pas de trace dans un lait tout venant, probablement pasteurisé.

Selon lui, « *à la base, le lait de vache ne serait pas plus allergène que le lait de chèvre même si, d'autre part, ce dernier possède certains atouts, mais c'est notre mauvaise utilisation du lait de vache qui a favorisé le développement d'allergies à ce lait qui, entre autres, dérange et alourdit sa digestion. D'où l'impression que les protéines du lait de vache sont plus indigestes* ».

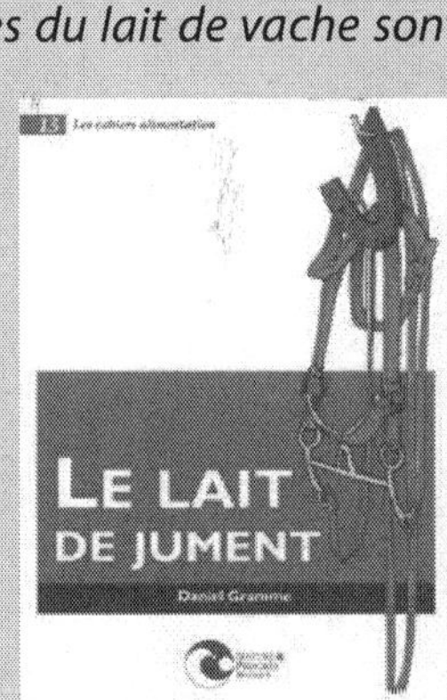

Le lait de jument, de Daniel Gramme, un cahier des éditions Nature et Progrès Belgique, 47 pages, 4.80 euros (www.natpro.be). Ce tout petit livre se lit rapidement et se termine par des témoignages vécus d'une re-naissance grâce au lait de jument.

« La vache, modèle animal du don de soi, est aujourd'hui un être totalement bafoué, quelquefois même diabolisé. Gardons-nous des démonstrations tonitruantes et simplistes. Il viendra le jour où les substituts de produits laitiers perdront leur éclat et où la vérité remplacera la propagande. On redécouvrira pleinement les vertus du lait quand on arrêtera de le martyriser ! »

Joël Acremant (p. 52)

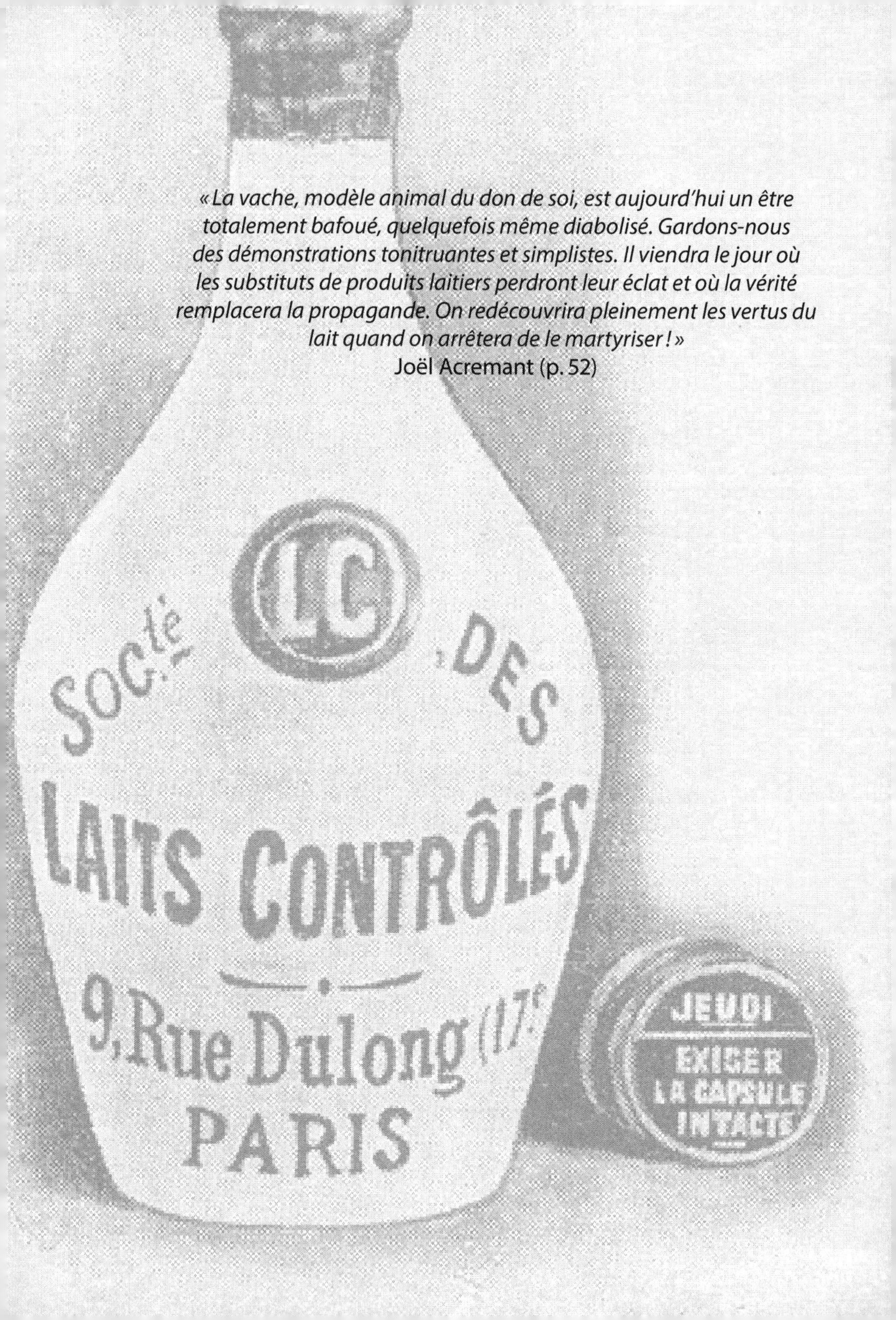

Lait de vie ou lait bidon ?

Les tables nutritionnelles classiques ne spécifient pas la nécessaire qualité des aliments de tous les jours. Même sans être cru, le lait d'animaux sains, nourris en pâturages tout aussi sains, n'équivaut en aucun cas au lait auquel nous nous sommes habitués aujourd'hui, souvent issu de vaches trop poussées. Le lait « moderne » est souvent écrémé… donc vidé des indispensables vitamines A et D (liposolubles) et de ses précieux acides gras. Il doit en conséquence être amélioré de vitamines de synthèse, dont il n'est pas prouvé que leur effet reproduit avec justesse celui des vitamines naturelles.

La démonisation des laitages pourrait être due à la mauvaise connaissance qu'a le lecteur lambda des coulisses de l'agro-alimentaire et de l'industrie. Le bon lait cru de ferme paye les pots cassés pour ses cousins. L'on a peu financé d'études sur les répercussions que peuvent avoir sur la qualité du lait les nouvelles techniques performantes de l'agro-industrie : l'élevage intensif, la pasteurisation, l'homogénéisation, l'écrémage, le pompage mécanique, la réfrigération même.

On a encore moins étudié l'impact de l'absorption des additifs seuls ou en synergie avec des résidus de polluants. Sait-on que les résidus d'intrants, de médicaments et d'hormones qui aboutissent dans nos assiettes sont véhiculés surtout par les graisses animales (donc laitières) ?

Sait-on quels additifs sont autorisés à la transformation de ce qui nous semble un « simple » fromage? Sait-on le nombre incalculable d'aliments dans lesquels sont utilisés les dérivés de poudre de lait, à titre d'adjuvant ? On comprendra ici l'auteur qui a affirmé : « *Je me fierais plus aux vaches qu'aux chimistes...* »

Quels atouts disparaissent avec l'élevage intensif?

Sans compter l'impact des traitements qu'a subis le lait après la traite, la composition du lait dépend de la race du bovin, de ses conditions d'élevage et de la nourriture qu'il a reçue. Nourries de la même manière, une vache jerseyaise ou une cantal ne donnent pas le même lait qu'une Holstein.

Leur nourriture classique est l'herbe fraîche au printemps, en été, en automne, additionnée le cas échéant de certains compléments en faibles doses. En hiver, le bétail laitier est nourri d'ensilage (herbe fermentée, la « choucroute » des animaux), de foin et de quelques racines. Pas plus que les humains, les vaches ne sont faites pour digérer la farine de soja, les tourteaux commerciaux, les excréments de volaille (mais oui, cela se fait chez les zaméricains...) ou les résidus d'antifongiques et pesticides à haute dose (ça, c'est partout !).

La farine de soja convient si peu aux bovins qu'après un sursaut de surproduction laitière, ils se tarissent. Pas plus que les humains, les vaches ne sont faites pour être poussées au-delà de leurs limites. Nous buvons aujourd'hui le lait de vaches qui sont en épuisement chronique au point que leur durée de vie s'est réduite de 12-15 ans à 42 mois (chiffres américains pour les conditions d'élevage intensif). Le lait des vaches trop poussées est souvent plus chargé en antibiotiques. Normal, elles sont si souvent malades !

Dans certains élevages, les bovins sont devenus des monstres de foire. Dans le bon vieil antan, une vache bien nourrie donnait gentiment, en fonction de sa variété, de 2.000 à 2.500 litres de lait par an. Les hybridations successives, gloire de notre science agricole moderne, ont été si rapides qu'une vache laitière ordinaire, même pas championne, donne aujourd'hui 10.000 à 15.000 litres par an. Cette surspécialisation a entraîné une plus grande susceptibilité aux maladies ainsi que des mastites chroniques (inflammations du pis) qui demandent des traitements, dont les résidus passent dans le lait. Surspécialisation ? Regardez certaines vaches laitières de dos, en fin d'après-midi, à l'heure de la traite. Ne mérite-t-elle pas son triste surnom de « sac à lait » ?

Si vous souhaitez profiter des bontés du bœuf sans les déchets de l'environnement, vous vous approvisionnerez en viandes et laitages de toute première qualité, garantis sans résidus. Nous traduirons par « bio », pour les citadins qui n'ont pas le temps de visiter tous les producteurs pour vérifier leur mode cultural.

Cette fragilité n'est pas aidée par l'alimentation moderne en tourteaux de soja, dont on nourrit ces pauvres bêtes pour sa teneur en protéines. « *Il les pousse à produire plus de lait pendant les deux premières lactations, mais entraîne aussi des mastites en nombre et d'autres problèmes qui sont la source de stérilité, de troubles du foie et d'une mort prématurée. Peu de recherches ont été menées sur l'influence du tourteau de soja sur le type et la qualité de la protéine du lait. L'incidence élevée des allergies à la protéine du lait serait-elle due à l'alimentation inadéquate de nos troupeaux de laitières ?* » — traduit par mes soins de « *Nourishing Traditions* », de Sally Fallon, Pat Connolly et Mary Enig (éd.NewTrends Publishing, page 34). Ce gros livre bourrrré d'informations ressourçantes est sous-titré « *Le livre de recettes qui défie la nutrition politiquement correcte et les diktats de la diététique* ».

Les animaux nourris de tourteaux et non d'herbe en pâturage sont non seulement plus fragiles, mais leur viande et leur lait sont plus pauvres en cette précieuse et indispensable vitamine A. La disparition des vitamines dans le lait est également causée par la piètre qualité du sol. Du lait de vaches qui paissaient dans une luzerne luxuriante s'est révélé totalement dépourvu de vitamine A. À l'analyse, il se trouva que cette luzerne traitée ne contenait pas la vitamine E nécessaire à prévenir la destruction de la vitamine A dans l'organisme bovin.

Nourries aux champs au moins deux cents jours par an, les vaches produisent un lait riche en acide linoléique conjugué (ALC), un acide protecteur du cancer dont on commence à démontrer qu'il en est même un inhibiteur. Celui-ci fait l'objet de recherches actuelles quant à ses autres propriétés d'améliorant de la sensibilité à l'insuline, d'abaissant du cholestérol et d'aide à l'amincissement. Comme d'habitude, les laboratoires ont été plus rapides sur la balle que les agriculteurs : de la poudre d'ALC (ACL en anglais) est vendue sous forme de complément alimentaire. Si ces vertus s'avèrent, profitez plutôt du bon beurre de ferme.

Les partisans du camp antilait n'ont pas tort d'incriminer les hormones dans les défauts des laitages aujourd'hui, mais il se pourrait qu'il y ait confusion. Aux États-Unis, ce ne seraient pas tant les hormones de croissance naturelles contenues dans le lait qui posent problème que les fortes doses d'hormones qui y sont autorisées, car elles permettent d'engraisser plus vite les animaux. En élevage laitier, une hormone extraite de l'ingénierie génétique est aussi de mise aux États-Unis depuis une dizaine d'années : la rBGH qui permet de forcer la production de lait à près de cent pour cent.

La rBGH (recombinant bovine growth hormone), invention de nos (faux-)amis de Monsanto, est une hormone génétiquement modifiée qui vise à la surproduction laitière. L'effet de bord inattendu est que les mastites de pis de vaches sont quasi permanentes et demandent la mise sous antibiotique régulière de l'animal. Les autorités américaines ont autorisé la mise sur marché de cette hormone malgré un tollé scientifique. Comment ? Il a simplement été décidé d'augmenter le taux légal de résidus d'antibiotiques dans le lait.

En 1930, une vache donnait 5,4 litres de lait par jour. En 1988, aux états-Unis, elle produisait 17,55 litres par jour. Grâce à miss rGBH, nous en sommes à 45 litres par jour... Pôvres sacs à lait !

Les conditions d'élevage dans l'agriculture intensive sembleraient aussi augmenter les risques de contamination du lait par des germes divers, ne fut-ce que par les « excès de table » qu'y subissent ces vaches, poussées à outrance pour des questions de rendement et fragilisées, ce qui les rend plus propices aux maladies. Selon Carol Vachon, « *une bonne laitière de souche européenne produisant en moyenne 3 à 3800 litres/an, après un stage aux USA arriverait à donner jusqu'à 12 à 15000 litres...* ». Les bovins nourris aux grains plutôt qu'aux champs sont moins résistants à la bactérie e.coli, qui passe la barrière acide de l'estomac et continue sa route vers notre assiette, avec risque d'intoxications de l'humain. Dès lors que l'animal est remis pendant au moins cinq jours à l'alimentation à l'ancienne, le nombre et la résistance des e.coli à l'acidité diminue.

Les laitages, comme toutes les graisses animales, sont l'un des apports les plus riches en résidus de pollution (engrais, pesticides, hormones, dioxines et autres PCBs, etc.). Si l'agriculteur a opté pour le système productiviste, pour les raisons très complexes que l'on respecte, il doit être conscient que sa production viandeuse et laitière est plus riche en pesticides ou herbicides que celle de l'agriculture à l'ancienne (jusqu'à quatorze fois plus que les végétaux).

Or, après des dizaines d'années de négationnisme, l'impact de ces fantaisies sur la santé de l'humain commence à être connu.

La viande et le lait de vaches ne sont pas toujours des apports de graisses saturées uniquement, comme on le présente souvent. Nourries à l'ancienne, les vaches produisent viande et lait riches en omega-9, -3 et 6 (Ω-3-6-9), en rapport équilibré (p. 51). Tout comme pour l'ALC, ces précieux acides gras sont présents dans les viandes, laitages et œufs à condition que les animaux aient brouté de l'herbe en plein air ou picoré à l'envi des insectes, des herbes, des cailloux pendant au moins 200 jours par an. Voilà ce que des recherches avaient déjà démontré en 1959.

Au lieu de nous en informer et de nous pousser à privilégier des achats de sources saines, les industriels ont trouvé comme récente solution d'enrichir le fourrage et l'alimentation des volailles de farines de poissons (riches en Ω-3). Vous n'êtes pas sans avoir réagi un beau matin à ce goût d'algues dans vos œufs du petit déjeuner ?

Le lait est-il encore du lait?

Sans même évaluer l'impact des additifs dont il sera question plus loin, le lait peut subir des manipulations telles avant d'arriver dans son petit tetrapak qu'on en reste secoué. Ce sujet est tellement pointu qu'il est virtuellement impossible de courir aussi vite que les chercheurs et de se tenir parfaitement au courant, dans une posture ménagère qui plus est.

L'élixir assassiné

Convaincue des dégâts que peuvent provoquer chez certains mangeurs l'abus d'additifs de tout poil, je fais l'intense promotion du lait de ferme entier et de ses dérivés. Ils sont souvent issus de productions artisanales et ne sont pas enrichis ou additionnés d'adjuvants de fabrication qui semblent être plus responsables de réactions que le lait lui-même. Peu de nutritionnistes insistent sur le fait que l'ajout intempestif de vitamines de synthèse et d'adjuvants de fabrication qu'exigent les traitements modernes produit une dose considérable de « médicaments » que notre corps doit gérer. C'est une couche en plus de toxiques à drainer pour un pauvre petit foie épuisé, souvent devenu un mauvais détoxifieur à force d'être malmené.

J'entends ici par « additifs » tous les petits ajouts fantaisistes dans les produits manufacturés, depuis les améliorants de texture jusqu'aux émulsifiants en passant par les colorants — peu importe le nom d'autoroute belge qu'ils portent (E220, E620, etc.)

Les additifs ne sont qu'une partie des composés que vous accumulez et qui vous bousillent le moral en interférant avec le fonctionnement normal de votre organisme. C'est à partir de mon vécu de malade fragilisée, devenue multiréactive, qui se croyait condamnée à vie à devoir respecter certains interdits alimentaires que je me suis interrogée sur l'impact des composants ajoutés au lait entre le trayon et le rayon de grande distribution.

On pourrait soupçonner que les hyperréactivités courantes aux laitages aujourd'hui sont plus dues aux additifs et résidus que l'on trouve surtout dans les aliments de confort réalisés à base de produits laitiers (crèmes lactées, yaourts aux fruits, pizzas, etc.).

J'ai compris qu'après avoir rétabli l'équilibre digestif, je pouvais digérer tout produit contenant un de mes « réactogènes » (laitier, entre autres), à condition qu'ils soient crus et « nus », c'est-à-dire dépourvus d'amidons modifiés et de carraghénanes ainsi que (relativement) pauvres en additifs.

J'ai aussi observé que j'hyperréagissais aux levures manipulées génétiquement intégrées dans les pains et les laitages tout venant, et non au gluten ou à la caséine en soi. J'ai cherché d'autres témoignages, que j'ai bien sûr trouvés.

J'ai été confirmée dans mes soupçons en étudiant pour la rédaction du cahier sur les céréales les procédés industriels de transformation de nos céréales courantes, depuis le pain jusqu'aux corn flakes ou aux biscuits. Je suis singulièrement effarée de retrouver tant d'additifs et de formes d'amidons utilisés dans les produits manufacturés tout mous-tout doux. Si l'on accepte l'hypothèse de la persorption des amidons et le passage d'autres amas de molécules dans le sang dont j'ai soulevé l'hypothèse dans ce cahier (et dans mon topo « *Gloutons de Gluten* »), on comprend que les laitages seuls ne peuvent en être la cause.

Pourquoi observe-t-on un tel sursaut de santé en arrêtant les produits manufacturés ? Probablement parce que les nouvelles technologies alimentaires sont aussi source d'allergénicité. C'est en raison de leurs propriétés d'adjuvant de fabrication (comme émulsifiant ou texturant, par exemple) que des vitamines de synthèse et des protéines alimentaires sont ajoutées aux préparations industrielles. Cette pratique s'est généralisée. Dans ce contexte, l'industrie trouve des composants bien utiles dans le lait et les œufs, car ils se laissent décomposer en myriades de petits riens qui deviennent autant d'additifs. Ils sont réputés inoffensifs, bien sûr et on le proclame bien haut. Or, sur le terrain, c'est l'inverse qu'on observe. Alors que croire ? L'expérience de terrain — ce que notre corps nous dit — ou bien les affirmations concoctées dans des labos si proches de l'industrie ?

Des doses limites journalières sont évaluées pour chaque additif autorisé sur le marché. Hélas ! Ni les gouvernants ni les industriels ne peuvent estimer combien de produits de confort un enfant ingurgite sur une journée. Les doses journalières peuvent alors être largement dépassées. Une étude de 2000 rapportait qu'un enfant américain absorbe en moyenne deux kilos d'additifs par an.

Il est aussi virtuellement impossible d'étudier les synergies entre les additifs consommés au même moment — que peut produire comme réaction néfaste le E450 absorbé en même temps que du E256 ? — ou les synergies entre un additif et un résidu de pesticide, par exemple. Les premières recherches dans ce cadre font froid dans le dos, car les doses susceptibles de provoquer une réaction sont des centaines de fois moindres que les doses journalières admises.

Il n'y aurait alors pas d'additif anodin, comme nous aimerions tant le croire, nous les ménagères pressées. Sans être nécessairement toxiques pour tout un chacun, ces additifs stressent l'organisme, que nous mettons au repos s'il montre des signes de faiblesse. Ne serait-ce pas remplir un tonneau percé que de tenter de le soigner en le faisant flamber de l'autre côté ?

Tant que nous pouvons acheter des produits de ferme sains, sans additifs et sans résidus et que nous pouvons ne consacrer que vingt minutes par jour pour les transformer en bonheur des papilles, comme je l'illustre dans tous mes livres de recettes, pourquoi prendre le risque de tant d'additifs ?

Les livres du collectif « Santé des enfants et pollutions »

Je publie en pdf sur le blog (taty.be/lait/cleslait.html) deux merveilleux livrets qui vous apporteront d'autres clés encore pour penser le lait aujourd'hui: « *Lait vivant: sources et ressources (les clés pour choisir mon lait)*» (24 pages, 2.8 Mb) et « *Quel lait pour bébé: artificiel ou naturel ?* » (16 pages, 1.7 Mb).

Nous devons ce travail fouillé, documenté, illustré et pondéré au Collectif « Santé des enfants et pollutions », 16, place Cardinal Mercier, 4102 Seraing; tél. 0032-4/3366017. Ils pourront vous fournir la version papier pour 5 € les deux brochures si vous ne les téléchargez pas gratuitement.

Leur présentation: «*Le collectif «Santé des enfants et pollutions» rassemble des grands-parents et parents inquiets de la dégradation de la santé des enfants, telle que l'établit l'Appel de Paris du Pr Belpomme. De nombreux scientifiques, parmi lesquels plusieurs Prix Nobel, estiment que pour la première fois dans l'histoire la jeune génération est en plus mauvaise santé que l'ancienne. Nous réagissons principalement dans le domaine de la pollution alimentaire en combinant recherche et infos sur les dessous de la malbouffe et propositions d'alternatives concrètes (quels aliments, où se les procurer, comment les préparer...)* ».

Traficants de beurre au 17e siècle : une anecdote. Au Moyen-âge, les fraudeurs étaient punis de la façon suivante : « *Celui qui aura vendu du beurre contenant navets, pierres ou autres choses, sera bien curieusement attaché au pilori. Puis ledit beurre sera rudement posé sur la tête du fraudeur et laissé tant que le soleil ne l'aura pas entièrement fait fondre. Pourront les chiens le venir lécher, et le menu peuple l'outrager par telles épithètes diffamatoires qu'il lui plaira, sans offense à Dieu ni au roi. Si le soleil n'est pas assez chaud, le délinquant sera exposé dans la grande salle de la geôle devant un beau et grand feu où tout un chacun le pourra venir voir.* »

Milk shake d'un fast food

Je ne résiste pas au plaisir de vous partager la composition du milk shake du fast-food que ma fillette adorée préfèrait dans ses jeunes années. J'extrais ces paragraphes de l'article Fast Food Nation d'Eric Schlosser publié dans l'Atlantic Monthly (entretemps traduit en français, chez les éditions Autrement). Hop, c'est parti. J'écris en tout petit pour ne pas couper l'appétit.

«*VANILLA SHAKE: Partially skimmed milk (milk and skim milk), sugar, high fructose corn syrup, corn syrup, sweet whey, artificial vanilla flavor, guar gum, mono- and diglycerides, cellulose gum, carrageenan, potassium phosphate or disodium or di-potassium phosphate, sodium citrate, sodium carbonate, annatto and/or caramel color.*»

Ma filiote voudrait choisir un yaourt aux fraises du même fabricant, parce que « c'est plus sain » ?

«*STRAWBERRY SHAKE : Same base as vanilla shake. The following syrup is added : corn syrup, water, citric acid, artificial flavor, sodium benzoate as a preservative, FD&C Red #40 (color).* »

Blurks ! De bon sens, je frémis. Bien informée, je tressaille encore plus. Voici comment on compose l'arôme artificiel ajouté dans ce milk shake à la fraise:

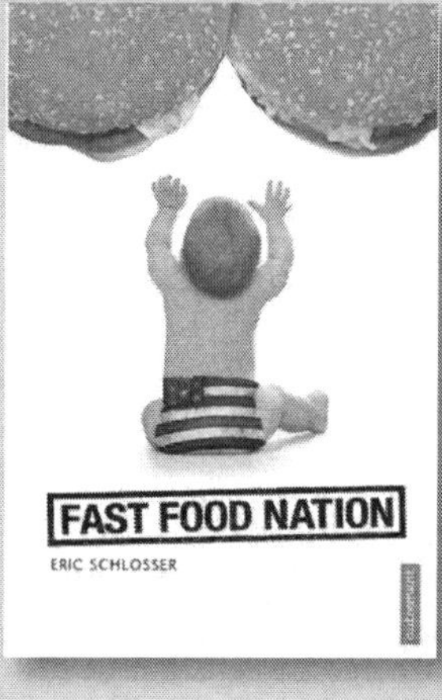

amyl acetate, amyl butyrate, amyl valerate, anethol, anisyl formate, benzyl acetate, benzyl isobutyrate, butyric acid, cinnamyl isobutyrate, cinnamyl valerate, cognac essential oil, diacetyl, dipropyl ketone, ethyl acetate, ethyl amyl ketone, ethyl butyrate, ethyl cinnamate, ethyl heptanoate, ethyl heptylate, ethyl lactate, ethyl methylphenylglycidate, ethyl nitrate, ethyl propionate, ethyl valerate, heliotropin, hydroxyphenyl-2-butanone (10 percent solution in alcohol), a-ionone, isobutyl anthranilate, isobutyl butyrate, lemon essential oil, maltol, 4-methylacetophenone, methyl anthranilate, methyl benzoate, methyl cinnamate, methyl heptine carbonate, methyl naphthyl ketone, methyl salicylate, mint essential oil, neroli essential oil, nerolin, neryl isobutyrate, orris butter, phenethyl alcohol, rose, rum ether, g-undecalactone, vanillin, and solvent.

Dans cet article, j'ai aussi appris que le parfum de la pomme est parfaitement simulé par de l'éthyl-2-methyl butyrate. Ne croyez pas vous sortir des flûtes sans souci parce que votre choix se porte sur des « arômes naturels ». Ces derniers ne sont dits naturels que lorsqu'ils sont extraits d'une plante, mais le mode d'extraction peut être tout sauf naturel. L'arôme de banane distillé par des solvants chimiques produit de l'amyl acétate et porte pourtant le nom d'arôme naturel. Cela n'a plus grand chose à voir avec Le Parfum de Patrick Süskind, non ?

Spécial personne fragile

Pour une personne fragile, les taux maximum autorisés de résidus dans les denrées alimentaires tels que définis par nos autorités ne sont d'aucune utilité — d'autant plus que ces normes officielles sont parfois tirées par les cheveux, de l'avis même des experts toxicologues. Certaines personnes hypersensibles sont même devenues des « réactifs chimiques » quasi universels. Dans ce cas, ces taux doivent être diminués d'un facteur cent.

Là où les tests indiquent une tolérance de 20 ppm (parts pour un million), le malade en crise ne tolérera que 0.2 ppm avant de réagir. Ces personnes, qui s'avèrent être les plus fatiguées d'entre nous, sont celles qui devraient pratiquer l'alimentation la plus ressourçante, en se privant le plus possible d'aliments de dépannage. Combinaison apparemment impossible, que je me fais fort de résoudre par des techniques culinaires simples, dans mes livres de recettes pratiques de la collection *Cuisine Nature*.

Sans carraghénanes, svp...

Si j'utilise le yaourt pour ses vertus thérapeutiques, je m'arrangerai pour qu'il soit exempt de carraghénanes.

Dans la gamme des additifs divers, il en est un autorisé en bio et qui mériterait pourtant une grande prudence.

Depuis l'avènement de l'ère de l'allégé, l'industrie alimentaire utilise avec beaucoup de légèreté des additifs comme les carraghénanes, ces algues micronisées qui font que la texture de votre yaourt maison n'arrive pas à la cheville du plus simplet des yaourts du commerce. Ces algues sont des émulsifiants hors pair, hélas autorisées même en bio.

Pourquoi « hélas » ? C'est que le dossier de la famille Carragh' est loin d'être léger. En études cliniques sur les rongeurs, les algues sous cette forme précise s'avèrent nocives. Sur le terrain de l'humain, tiens, tiens, on observe que leur ingestion entretient l'inflammation et la dysbiose intestinales. Du yaourt même bio, réalisé aux carraghénanes, ne pourrait vous aider à vous ressourcer. Si l'on se pose en alimentation « saine » classique, ce n'en est pas un poison pour autant. Il devient simplement un aliment de soutien.

Quelques plastilaitages

Dans tout cet ouvrage, je distingue a priori entre le lait naturel cru et les imitations aqueuses, blanchâtres et ectoplasmiques du commerce. Ci-après j'illustre concrètement ce que je qualifie de transformations outrancières des produits pseudo-laitiers.

Qu'y a-t-il dans cet alléchant fromage fondu? Je copie la partie « ingrédients » de l'étiquette: eau, fromages, beurre, jambon (6%), lactosérum en poudre, sels de fonte: E452, E339, E331, protéines de lait, concentré de tomates, arômes (arômes naturels, exhausteur de goût: E621).

Dans une crème fraîche légère : crème légère à 15% de matière grasse, amidon modifié, stabilisants: pectine, gomme guar; ferments lactiques.

Dans une spécialité laitière à base de crème fraîche légère : crème fraîche légère 96%, amidon transformé de pommes de terre, maltodextrine de blé, protéines de lait, gélatine de porc, ferments lactiques. Mais zut alors, je voulais simplement de la crème !

Cancer et contaminants: les xénobiotiques et autres fantaisies modernes

Certains auteurs affirment que de l'ingestion de hautes doses de graisses animales serait responsable de cancers du sein. Mais... les femmes françaises dont l'alimentation est pourtant globalement plus fromagée et plus grasse que la moyenne européenne actuelle sont mieux prémunies contre le cancer du sein que les autres Occidentales. Mais... une récente étude scientifique indique que les Suédois et Finlandais consommant des dérivés du lait sont moins sujets au cancer du colon que les témoins. Allez-vous en vous y retrouver !

D'autres auteurs impliquent la surconsommation de lait dans l'épidémie de diabète actuelle. Il y a effectivement un lien de corrélation direct, si l'on en croit les résultats des études épidémiologiques américaines. Hélas, les chercheurs n'ont pas eu l'idée d'étudier la qualité du lait (cru ou bien UHT- homogénéisé, si pas microfiltré?) et de tenir compte d'autres paramètres fins (teneurs en xénohormones et autres résidus). Les cures de lait décrites au chapitre II guérissaient pourtant du diabète, entre autres.

Par ailleurs, peut-on généraliser les résultats des études américaines ? Après que j'ai été opérée d'un cancer du colon en 1994, mon médecin traitant, au fait des dernières études liant le cancer du colon aux viandes, m'a enjoint d'arrêter tous les produits carnés. Ce que je fis pendant quelques années, bien trop apeurée par la perspective d'une rechute... pour découvrir lors de lectures et d'un colloque scientifique que ces corrélations n'étaient pas confirmées en Europe.

Pourtant, l'étude originelle portait aux États-Unis sur une cohorte de quatre cent mille personnes. En Europe, une cohorte du même nombre n'indiquait aucun lien entre le cancer du colon et les viandes. En Argentine, où la consommation de viande rouge au quotidien atteint des plafonds, le cancer du colon n'a aucune incidence particulière.

Les chercheurs auraient-ils oublié de valoriser dans leur étude le fait qu'aux États-Unis on aime la viande carbonisée au barbecue, et que les hormones synthétiques sont autorisées dans l'alimentation des bovins ? Que 90% de la ration alimentaire est composée de produits manufacturés, parfois plus riches en adjuvants qu'en nourriture vraie ? Selon les plus récentes études, la corrélation ne se vérifie d'ailleurs qu'avec les viandes transformées (les charcuteries, saucisses, etc.).

Les responsables de cancers, que certains auteurs incriminent aux produits laitiers, ne seraient-ils pas plutôt les résidus qui sont véhiculés par les graisses laitières ? Comme tous les produits contenant des graisses animales, le lait non bio est riche en résidus qui dérivent de notre technicité moderne. On découvre aujourd'hui que ces résidus perturbent plus que sérieusement le système hormonal (engrais, pesticides, hormones, dioxines et autres PCBs, etc.). Voir une petite introduction dans l'encadré des pages suivantes, sous le titre « *Alertez les Bébés* ».

La toxicité des produits chimiques est avérée mais occultée. Greenpeace, les Amis de la Terre, le World Wildlife Fund, le Pesticide Action Network sont des sources sérieuses pour avoir accès à de l'information non filtrée par les groupes de pression. Ils oublient de préciser que vous pouvez aussi vous dépolluer par l'alimentaire.

L'on ne fait que commencer à étudier la synergie entre polluants. En croisant les nitrates avec les résidus de chlore de l'eau du robinet, les chercheurs on découvert que les effets de disrupteur endocrinien des résidus se révèlent déjà à des doses infimes.

À l'heure où il est impossible de trouver des produits alimentaires purs, approchons-nous du plus sage en la matière : les produits de source biologique ou biodynamique. Nous éviterons de surcharger l'organisme d'une couche de toxiques supplémentaire alors qu'il a déjà fort à faire avec les autres sources environnementales. Selon le modèle animal, mieux étudié que l'humain, un changement si subtil n'a d'effet que sur la génération suivante. Je suppose que vous vous préoccupez aussi de votre lignée, non ?

Avant d'incriminer le lait et lui seul, il serait judicieux d'étudier les dégâts collatéraux apportés par les contaminations diverses à la source.

De l'avis des praticiens, le lait, même cru, ne produit pas les mêmes effets en cures de lait s'il provient de vaches nourries à l'herbe traitée aux produits chimiques ou s'il provient de bovins élevés en bio. Quelle peut en être la raison ? Il se pourrait que les contaminants soient en cause. Un lecteur lambda ne peut plus ignorer les sources de pollution dans la maison ou dans les cosmétiques, car les articles sur le sujet foisonnent dans la presse grand public. Bien plus que les végétaux, les graisses animales, depuis le steak bien persillé jusqu'aux laitages seraient aussi de potentiels apports de toxiques environnementaux ? Zut alors...

Voies de contamination : la prédation

Quelles sont les voies de transfert possible des perturbateurs chimiques vers le lait, le yaourt, le beurre ? Tout comme l'homme, le bovin a des difficultés à excréter toute substance étrangère à son métabolisme. Lorsqu'un animal broute ou rumine des fourrages, il en digère les constituants naturels, mais il ingère aussi des composés peu ou pas métabolisables par l'organisme : des composés des pluies acides, des résidus d'engrais, de pesticides et autres PCBs, etc.

Pour une illustration graphique et plus parlante du sujet, consulter l'article « *Les micropolluants organiques du lait : problématique actuelle* » de Cyril Feidt, chercheur à l'Ecole Nationale Supérieure d'Agronomie et des Industries Alimentaires.

Il existe trois familles de résidus chimiques à problème dans ce cas-ci. Ils sont lipophiles, c'est-à-dire qu'ils aiment se réfugier dans les graisses.

Ce sont la famille des dioxines/furanes & C°, celle des PCB (polychlorobiphényles) et celle des HAP (hydrocarbures aromatiques polycycliques). Selon Greenpeace, l'exposition de l'homme à ces familles se fait à 90% par l'ingestion de graisses animales comme le lait, les produits laitiers, la viande, le poisson, etc. Les sources sont multiples, depuis le champ jusqu'aux tourteaux et aux médicaments utilisés pour les animaux.

Citons parmi les produits chimiques de synthèse que l'animal a ingérés et qu'il peut nous transmettre même en élevage bio : les produits de nettoyage des cuves et matériel de traite utilisés en conventionnel mais aussi autorisés en bio, qui sont source du puissant formaldehyde au triste palmarès; des médicaments, dont l'ivermectine, produit utilisé pour lutter contre le vairon des bovins conventionnels (qui peut aussi être utilisé par des fermiers bio).

Tout comme pour l'homme, l'évolution n'a pas encore inventé de mécanismes pour évacuer ces molécules en excès. Lorsqu'elles arrivent au foie, l'usine de détoxification, celui-ci ne sait qu'en faire. C'est pour lui du carton. Il les stocke donc dans les graisses. Les graisses seraient donc une forme de déchetterie physiologique aujourd'hui. Et qu'aime-t-on vraiment dans les produits animaux, soumis que nous sommes aux réflexes archaïques du paléolithique ? Le gras, tiens !

Le puissant et malin lobby de l'industrie chimique fait tout son possible pour nous convaincre de l'innocuité de ces résidus sur la santé humaine. Cela leur devient de plus en plus difficile, tant les contrepreuves abondent à qui veut les trouver. Ces déchets se révèlent en fait bien plus délétères que ce que monsieur Tout-Le-Monde voudrait le croire.

D'autres intrus métaboliques peuvent perturber la donne, comme les métaux lourds. On apprend dans le Canard Enchaîné du 1er mars 2006 (dans la rubrique Conflit de Canard) que « *pendant plus d'un an, de septembre 2004 à décembre 2005, des milliers de veaux, vaches, poules, cochons dans sept départements français se sont goinfrés de cadmium, un redoutable métal lourd plus toxique pour le foie et les reins que le plomb.* » Les compléments alimentaires étaient enrichis de sulfate de zinc, lui-même saupoudré de cadmium jusqu'à 7.600 fois la limite maximale autorisée. Les autorités tentent de « *récupérer à l'abattoir les foies et reins afin que ces éponges à métaux lourds ne finissent pas dans l'assiette du consommateur*». Après un an ? Dormez, braves gens, tout va bien.

Pour les générations futures

Tant et tant de parents se mettent au bio lorsque l'enfant paraît. À tout le moins, ils achètent des produits biologiques pour le nourrisson, afin de garantir que leur alimentation est la moins riche en redoutables résidus. Ces bonnes intentions se poursuivent la plupart du temps jusqu'à l'âge de deux ans seulement. C'est bien regrettable, mais c'est compréhensible, dans la mesure où l'on ne peut voir cette pollution invisible, encore moins ses effets, qui sont un sabotage subtil de la santé. Les méfaits de ces polluants sur le système endocrinien, sur la thyroïde et/ou sur le développement du cerveau marqueraient leur effet à la génération suivante...

Enzymes manipulés génétiquement

En outre, depuis une vingtaine d'années, des enzymes manipulés génétiquement sont utilisés dans la production industrielle d'aliments à fermentation (pain, vin, fromages, etc.).

Le site de la Fédération Européenne de Biotechnologie propose un tableau des aliments traditionnels comportant un traitement par des biotechnologies: Boissons alcooliques, bière, vin - Fromage - Pain - Vinaigre - Yaourt - Sauce de soja - Choucroute. Et bien sûr les arômes et additifs alimentaires. Tiens ? Tout juste la liste qu'on interdit dans tous les cas de candidose... et qu'évitent la plupart des thérapeutes détox. Avec beaucoup de légèreté, ces enzymes sont réputés anodins. Tiens !? Ils n'ont pourtant pas été testés in vivo.

La biotechnologie consiste à employer des organismes vivants (des micro-organismes ou des cellules provenant d'animaux et de plantes) ou leurs constituants (enzymes, matériel génétique, composés à activité biologique ou fonctionnelle, etc.) pour fabriquer de nouveaux « produits ».

Les Organismes Génétiquement Modifiés ou OGMs concernent les aliments trans-géniqués (l'homme saute la barrière des espèces, ce qui n'a jamais été fait en agriculture), alors que les Enzymes Manipulés Génétiquement (EMG) sont un autre gadget des biotechnologistes.

Dans ce cas, les levures et autres bactéries de l'agro-alimentaire sont « opérées » au niveau micro-cellulaire. Les manipulations de bactéries seraient de la chirurgie alors que les OGMs seraient du bricolage, de l'avis même des « techno »biologistes. « *Ce ne sont que des extensions accélérées des hybridations ancestrales* » disent les amateurs de roulette russe. « *Défaut de principe de précaution* » suggère-je, tout de même étonnée qu'il soit tant question des OGMs et si peu question des EMGs dans le discours courant. Vous saviez, vous, que votre fromage était probablement produit par des EMGs ? Selon les derniers chiffres, cinquante pour cent des produits manufacturés non bio comprennent déjà des EMGs en Europe.

Nous n'avons pas de recul suffisant pour évaluer les conséquences de la consommation de ces EMGs à long terme. Or, qu'observe-t-on sur le terrain, mon lieu de prédilection ? En ôtant de l'alimentation du sujet moderne en fragilité intestinale les pains, vins, fromages, vinaigres, bières, tous produits où ces nouveaux enzymes sont surreprésentés, on obtient un sursaut de bien-être, si pas une rémission.

Lorsque le mangeur décide de remplacer tous ces aliments par des versions « à l'ancienne », produits avec des vrais ferments non manipulés, le même résultat est au rendez-vous : bien-être et rémission. Il serait donc possible de ne pas punir un malade en lui ôtant tous ces bons produits, mais de les lui autoriser en version à l'ancienne ? Il est curieux tout de même d'observer que le pain et les produits laitiers font partie des deux interdits que l'on retrouve chez quasi tous les nutrithérapeutes modernes (depuis 1990 environ) alors que les Anciens n'y voyaient aucun souci en soi (Kousmine & Cie jusqu'à cette date : ils en régulaient la qualité et les dosages). Je ne livre ici que des inquiétudes et des soupçons; le poison étant récent, il faudra bien que j'attende des témoignages de praticiens et de chercheurs indépendants.

Les enzymes des fromages

Le lait caille naturellement sans présure, sous l'action de micro-organismes qui y sont naturellement présents, qui l'acidifient, coagulent les protéines et aident au développement des saveurs et de l'arôme. Mais le caillage est difficile à contrôler et ne peut se produire si le liquide a été bouilli.

De tout temps, l'homme a utilisé un enzyme provenant de la présure de veau (ou rennine) pour accélérer et contrôler la transformation du lait en caillé. Depuis quelques années, les industriels du fromage utilisent une version de coagulant extrait de biotechnologie : la chymosine. Dite « plus pure » (aheum !), elle est aussi deux fois moins chère que la présure classique et peut se réutiliser. Comme cette présure bricolée représente moins de 1 pour cent de la masse totale du produit, les fabricants ne sont pas tenus de l'indiquer sur l'étiquette. Ces microorganismes obtenus par génie génétique sont interdits dans certains cahiers de charge d'AOC fromagères.

Tout comme pour l'industrie du pain, l'on retrouve des enzymes purifiées à partir de moisissures dans les industries fromagères. Quel chercheur s'attachera par ailleurs à étudier le lien entre ces enzymes et l'augmentation d'allergies aux moisissures à laquelle on assiste depuis quelques années ?

«Mais je ne vais tout de même pas passer mes journées à étudier les cahiers de charge de tous mes fromages chéris !» Ma solution est de vous stimuler à choisir des produits bio, tout simplement parce que les EMGs sont interdits en production fromagère bio. En 2015, en tout cas, date à laquelle j'écris cette réédition.

C'est plus par curiosité puis par dignité bafouée que par recherche de santé absolue que j'ai commencé à faire mon propre fromage, mon propre pain... toutes ces recettes qui se retrouvent dans « Mes racines en cuisine ». Entre-temps, j'ai compris que l'éviction de ces enzymes manipulés était aussi essentielle au caractère ressourçant des aliments: désormais, je fais tout maison quand je ne trouve pas d'aliments garantis sans ces plasti-enzymes.

Principe de précaution

L'attitude classique du chercheur face à Mémé se résume dans la phrase suivante, pêchée sur le net : « *Pour le commun des mortels, la manipulation du matériel génétique des micro-organismes est considérée à tort comme la grosse bête méchante de la biotechnologie* ». Ces discours sous-entendent généralement que le commun des mortels est un crétin des Alpes, bien sûr puisqu'il n'est pas « scientifique ». Oh, je rêve au temps béni où les scientifiques auront d'abord une formation en philosophie ! Bref, la crétine des plaines belges que je suis, lors d'une grippe d'hiver en 1996, a trouvé le temps de faire une petite recherche sur ce sujet qui la chatouillait : « Que sont donc ces nouvelles techniques de transgénèse ? ». Cette petite semaine d'enquête m'avait permis de réaliser un dossier à l'intention de mes copines qui fut photocopié et distribué à des centaines d'exemplaires (dossier qui traîne encore quelque part sur mon site perso, mais qui est obsolète). À cette époque, il m'a insupporté de constater que, dans mon dos de consommatrice, l'industrie utilisait déjà des éléments de biotechnologie pour les fromages, les vins, les pains.

Bien sûr, ces manipulations génétiques ne sont pas encore des éléments de transgénèse, bien sûr ce n'est qu'une évolution accélérée des anciennes techniques de fermentation... mais nous n'avons aucun recul pour évaluer le comportement de ces micro-éléments dans l'organisme humain.

Pourquoi se jeter tête la première, une découverte chassant l'autre, dans des nouveautés que personne ne demande, si ce n'est l'industriel qui souhaite renouveler un marché ? Les produits ne sont ni plus sûrs, ni meilleurs. Ils sont peut-être pires, parce que tellement formatés et standardisés. Mes amis œnologues sont les premiers à opiner du chef. Bleurks, ces tristes vins élevés sur levure manipulée génétiquement : tous des clones, pas de surprise !

Je ne peux reprocher à l'homme de jouer avec les derniers gadgets qui lui passent sous les mains. Que tous les chercheurs en biotechnologie fassent joujou en labo, que tous les financiers cherchent à valoriser leurs investissements, ce n'est que de bonne guerre. Qu'ils ne me laissent pas le choix de rester hors de leur sphère d'influence est intolérable.

Les cristallisations sensibles

L'apport alimentaire peut s'évaluer de manière qualitative et non seulement à base de données chiffrables. Cette approche est essentielle dans le contexte des laitages. À l'appui de cette hypothèse, je vous convie à approcher une technique sérieuse et rigoureuse : la méthode des cristallisations sensibles. Je reproduis ci-contre un encadré sur le sujet, tel qu'il est extrait de mon topo « *Nourritures Vraies* ».

Cette méthode revient, en gros, à photographier l'évolution d'un aliment dissous dans des sels de chlorure de cuivre, engendrant des spectres sous forme d'agrégats de cristaux, spécifiques de la nature et de l'état de l'échantillon. A l'inverse de ce que je connais des photos Kirlian, la technique est fiable et les résultats sont reproductibles, indépendamment de l'expérimentateur ou du lieu.

Un outil qualitatif

Bien qu'elle ne soit pas une méthode révolutionnaire (elle date des années vingt), cette méthode est quelque peu marginalisée par l'idéologie scientiste actuelle. L'étude par cristallisations sensibles n'attire pas non plus beaucoup de vocations, car elle requiert un esprit très rigoureux capable de se détacher des dogmes. Ajoutons à cela un apprentissage très long...

L'intérêt majeur des cristallisations sensibles est de permettre de visualiser le dynamisme des processus de croissance en interprétant certains signes de leur texture (longueur, épaisseur, relief des courants, densité des ramifications, etc). Les cristallisations révèlent aussi la qualité de la structure (la forme, l'ampleur, l'agencement des zones principales, qui donnent des informations sur l'action des forces formatrices de la matière).

L'interprétation des cristallisations sensibles permet de déterminer quels aliments sont plutôt énergétiques, lesquels sont plutôt structurants. Elle peut indiquer l'efficacité nutritive d'un aliment sur la base des forces de croissance et des forces d'organisation de la matière étudiée. Elle peut servir de base à des diagnostics fiables sur les affaiblissements de structure ou d'énergie que subissent les produits alimentaires après certains traitements de transformation (UHT, microondes, ionisation, etc.), révélant ainsi ce que les autres méthodes scientifiques actuelles ne peuvent hélas chiffrer et déchiffrer.

D'autres plans ?

Jean-Pierre Garel, formé en biologie moléculaire au CNRS, dirige le Centre de Biophysique et travaille avec l'ADENO-MAB (Association pour le développement des nouvelles méthodes d'analyse biologique). Quelques extraits du dossier « *Nous sommes des entités psychosomatiques* » de la revue internet Nouvelles.

« Pour un biologiste, c'est stupéfiant de voir que l'image obtenue avec une feuille de vigne est homologue de celle produite par le vin, alors que la composition chimique est complètement différente. La cristallisation capte une information contenue dans la matière vivante, ce que j'appelle un bio-champ, qui pourrait éventuellement être mathématisée. »

(...)

« Il y a des conséquences importantes pour la santé. On estime aujourd'hui que l'alimentation est responsable, pour au moins 30%, des maladies comme le cancer, les affections cardio-vasculaires ou les allergies. Or, si les aliments n'apportent pas seulement des susbstances chimiques et des calories, mais une information, plus ou moins structurée ou désorganisée, on tient là la clé des «aliments-santé».

(...)

« En même temps, nous travaillons avec des industriels. Les thésigrammes sont aujourd'hui assez fiables et précis pour rendre des services à l'industrie agro-alimentaire, aux distributeurs alimentaires, à l'INRA (Institut national de recherche agronomique), aux organismes de contrôle des pollutions... Encore faut-il en faire une version adaptée aux grandes séries et au traitement des données. Nous avons développé, avec des chercheurs de Grenoble, la lecture informatique des plaques de cristallisation, à l'aide de la géométrie fractale. A ma connaissance, c'est une première mondiale. »

« L'utilisation des produits laitiers dans la cuisine, a fortiori dans l'alimentation saine, révèle superbement tout à la fois le caractère spécifique de cet aliment, en même temps que son remarquable potentiel de devenir, « de passage », à la différence d'aliments comme la viande qui manifestent, pour le moins, une sorte d'achèvement, de fixité. » (...) Joël Acremant, biodynamiste de renom (p. 52)

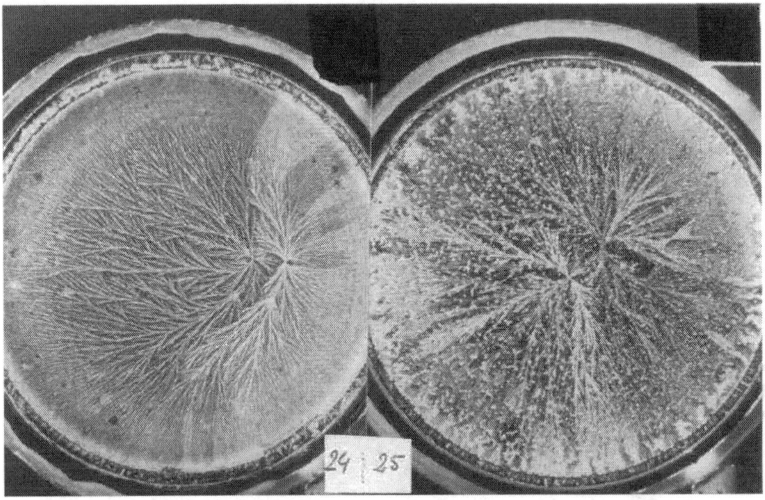

Lait de même origine, bouilli au gaz (gauche) ou au microondes (droite).

24 (gauche). Lait bouilli sur le gaz. « *Image caractéristique du lait cuit* ».

25 (droite). Le même lait bouilli dans un four micro-ondes.
« *Image de cristallisation non caractéristique du lait. Taches et dépôts typiques d'un état de décomposition. À vieillissement égal les signes de la décomposition brouillent l'image de cristallisation du lait bouilli au micro-ondes, tandis que le lait témoin, bouilli sur le gaz, conserve une texture nette traduisant une bonne conservation des forces du lait.* »

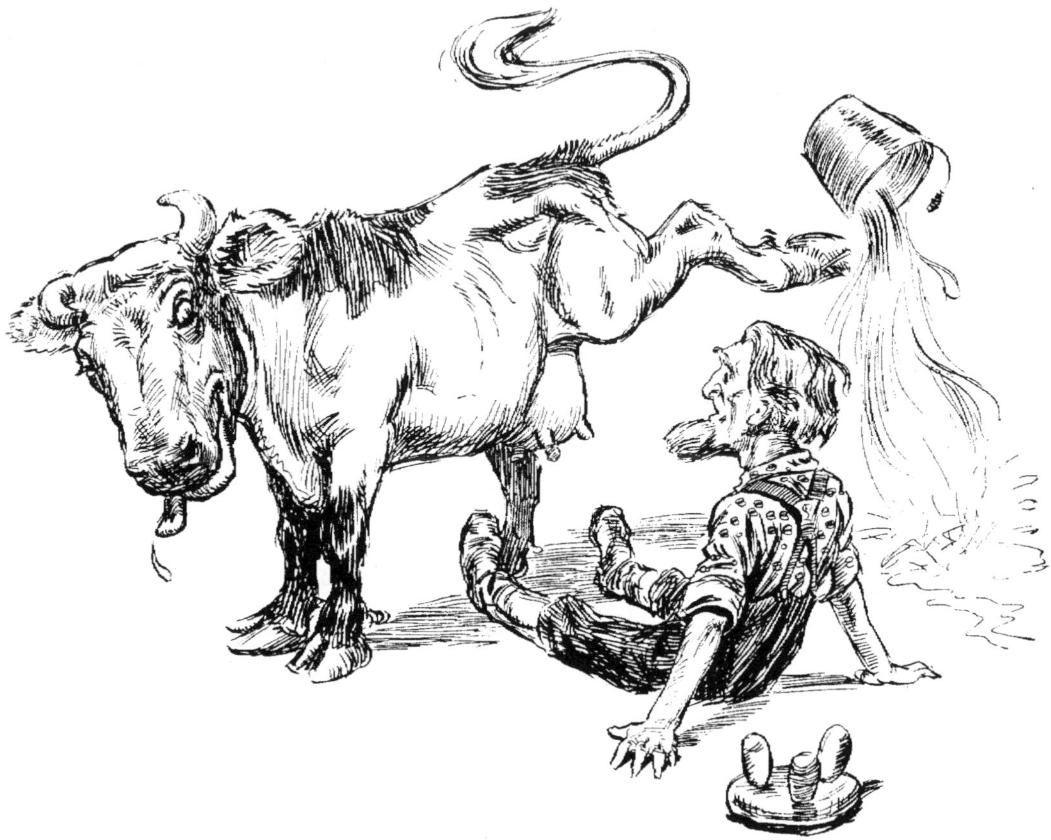

« C'est l'agriculture tout court [et non l'agriculture bio, réservée à une élite] *qu'il s'agit de défendre tant qu'elle existe encore: seule elle pourra donner du vrai pain à la masse du peuple français même si elle n'est agricole qu'à 90 ou 60%. Car ce qui nous attend c'est une nourriture 100% chimiquée. Le plus grave reproche qu'on puisse faire à l'agriculture biologique, si elle n'en sort pas de son parc naturel, c'est qu'elle sera bien vite intégrée à ce titre par les trusts et l'Etat. Ne produisant qu'un pourcentage infime tarifé selon les critères officiels, elle ne pourra alimenter qu'un marché du produit naturel de luxe. L'ayant confortablement refoulée dans ce secteur marginal, l'agrochimie pourra achever d'occuper tout le reste du terrain »*.
Bernard Charbonneau, (p. 29), écrit en 1975...

La voie non lactée

Le titre du premier livre du docteur Nicolas Le Berre est « *Le lait, sacrée vacherie* ». « Sacré » est un terme exquisement éloquent en la matière : les partisans du choix de consommer du lait de vache ou non semblent en effet entraînés les uns comme les autres dans une spirale d'irrationalité galopante. La propagande de l'industrie laitière ne rejoint que dans l'excès la démonisation des produits de la vache.

Officiellement, nous ne serions qu'un à trois pour cent de la population dans nos pays occidentaux à être allergiques francs aux laitages. Cela est vrai si l'on se fie aux résultats des tests cutanés et sanguins. Si l'on se fie en revanche au calme des organes qui peut survenir après l'arrêt des produits laitiers, les chiffres prennent une tout autre figure. C'est sur la base de cette observation de terrain que les praticiens de médecines douces conseillent depuis une dizaine d'années à la plupart de leurs patients de se priver de produits laitiers.

Mettons-nous d'accord. Les laitages consommés aujourd'hui par la majorité des mangeurs sont des produits issus de vaches dénaturées, vidés de leurs nutriments naturels essentiels par de multiples traitements, riches en résidus et adjuvants divers, difficiles à digérer. Que l'on déconseille alors ce type de non-aliment, et que l'on retire les laitages traficotés de l'assiette du mangeur malade, voilà qui ne demande pas de commentaire particulier.

Pourquoi se priver des remarquables bienfaits des laitages de qualité dès lors qu'on a rétabli un terrain un peu engorgé, si l'on a ciblé l'adéquation du profil à cette catégorie d'aliments et si l'on choisit des sources saines de produits laitiers ?

Prétendre que le lait est essentiel est une posture aussi difficile à tenir qu'affirmer qu'il est un poison ou que le lait cru guérit tout.

Inadaptation aux laitages et inadéquation des discours

Une partie de la population n'est pas adaptée aux laitages, à divers niveaux. Voilà qui est acquis et indiscutable. De là à charger le lait et ses dérivés de tous les péchés de la terre, il y a de la marge.

Selon certains auteurs, le lait serait presque un poison. L'ouvrage le plus sage de la série est « *Le lait, sacrée vacherie* », par le docteur Nicolas Le Berre, médecin homéopathe et acupuncteur passionné de diététique. Ce livre a été suivi par un autre ouvrage, plus arrondi dans ses conclusions après que l'auteur a fait ses classes en diététique de l'ayurveda : « *Soyons moins lait* », toujours aux éditions Terre Vivante, 2000.

On peut comprendre leur volonté de nous convaincre de mettre la pédale douce sur les laitages, après qu'ils ont pu observer le mieux-être qui peut découler de l'abstinence dans certains cas. Il est naturel de rechercher des justifications « scientifiques » ou de vouloir pointer le facteur qui expliquerait cette « toxicité du lait ».

Voilà des années que j'interroge ces gourous anti-lait en direct ou sur internet. Les avis sont très tranchés, mais hélas peu documentés. Sous des dehors qui se veulent sérieux, ces textes pâtissent de leur excès de véhémence. Pourquoi crier si fort ? Pourquoi généraliser à partir d'observations avérées sur certaines catégories de malades ? Cette dérive intellectuelle me peine, car elle freine des chercheurs et médecins plus rationnels qui pourraient apporter une belle pierre à l'édifice humain.

Au cours de mes recherches sur l'historique de la consommation alimentaire, je me suis souvent questionnée sur la rage verbale d'auteurs tels que le gourou alimentaire (médecin) auteur du livre « *Viande et lait : Des aliments dangereux pour votre santé* ». Ce dernier, que je ne citerai pas (internet le fera à ma place si vous êtes un peu curieux), ne justifie ce titre par rien d'autre que des informations parcellaires et des incantations irrationnelles. Par un argument d'autorité, le prestige de son titre de médecin obscurcit le jugement de certains lecteurs. Disons-le tout net : ces affirmations sont dingues.

J'y décèle un fanatisme, pour ne pas dire un totalitarisme, qui reflète davantage la volonté de puissance que le souci du bien-être d'autrui.

Face aux affirmations un peu légères sur les poisons alimentaires, j'aime, sourire en coin, rappeler la réponse de Voltaire, déjà âgé, à qui son amie reprochait de boire du café : « *c'est du poison ? Voilà quatre-vingts ans que je m'empoisonne* ».

Les arguments du camp anti-lait

L'exclusion du lait n'est chez la plupart des mangeurs qu'une étape dans la transition vers le ressourcement par des nourritures vraies.

Que peut-on penser, en posture saine et sereine, des affirmations suivantes, collectées parmi les discours de certains médecins sur internet ? « *Aucune espèce animale ne boit le lait d'une autre espèce* ». « *Les protéines laitières sont un des principaux allergènes de la petite enfance* ». « *Le lait contient trop de graisses essentiellement saturées (ou trans)* ». « *Le lactose irrite l'intestin* ». « *On ne trouve dans le lait (...) aucune molécule bioactive sauf dans les produits fermentés* ». « *Le lait est soupçonné de responsabilité dans les pathologies auto-immunes comme les rhumatismes inflammatoires, la polyarthrite, les affections de la thyroïde, la maladie de Basedow* ». « *Les vaches, pour produire toujours plus de lait, sont en hyperœstrogénie permanente et donc en mauvaise santé* ».

Le lait de vache serait aussi trop riche en hormones de croissance, ce qui expliquerait peut-être les problèmes d'obésité actuels.

On lui reproche sa haute teneur en résidus antibiotiques, son impact sur les cancers hormono-dépendants et son aptitude à agir comme promoteur d'ingestion des toxiques par les tissus (théorie de Jacques Fradin).

En gros, le lait serait indigeste, déminéralisant, perturbateur hormonal, trop riche et décalcifiant…

Ces affirmations ne sont pas de mauvaise foi, mais s'appuient sur des informations parcellaires. Je tâche d'y répondre tout au long du livre de manière pragmatique. Je publie sur le site un superbe article du docteur Marc Deru, homéopathe nutritionniste, proposant de sages réponses aux arguments classiques des anti-lait : « *Les maladies dégénératives seraient apparues à partir du Néolithique ? L'homme ne serait pas adapté génétiquement aux céréales et aux produits laitiers ? L'introduction massive de produits laitiers serait à l'origine de problèmes de santé ?* ». Voir aussi sur le site les articles du dr Carol Vachon, défenseur du lait cru au Québec et de Gustave Wuidart, agriculteur bio spécialiste de la question.

Je ne répondrai en revanche pas aux arguments carrément fantaisistes. « *Une seule goutte de lait, même cachée dans un gâteau, suffit à dérégler le processus du métabolisme* », écrit Anne Laroche dans « *Lait de vache : blancheur trompeuse* ». L'ouvrage étant préfacé avec moult louanges par le professeur Seignalet, cette ancienne chevrière en prend du galon. Elle est citée à plus soif comme une « autorité ». Quel leurre !

Pour justifier le fait que l'adulte n'est pas fait pour boire du lait, le professeur Henri Joyeux, cancérologue, a rétorqué sur une radio française au journaliste Marc Menan : « *Avez-vous déjà vu une vache adulte boire du lait ?* » Quelle triste période, où un homme éduqué et intelligent peut prononcer de telles âneries sous le couvert de sa cape de scientifique.

Bon, ce ne doit être qu'un petit faux pas. Hélas ! cet argument est repris par quantité de partisans anti-lait, sans esprit critique. Dommage. Ce dérapage est en tout cas très significatif de la perte de rationnel qui affecte les plus grands esprits dès lors qu'ils touchent au sujet de la nutrition. Il est contreproductif d'employer des arguments scientifiquement indéfendables si même une ménagère de plus de cinquante ans comme moi, sans formation scientifique, peut trouver des failles dans le raisonnement.

« *L'équipement enzymatique de l'homme n'est pas adapté aux laitages* » est l'un des arguments peu fondés au plan scientifique le plus souvent répété. Je suis tombée dans le piège moi-même, lors de mes années seignaletistes. L'argument doit toucher une corde très sensible sur le plan du subconscient ou de l'indicible.

Citons feu le professeur Jean Seignalet puisque nous sommes en francophonie et qu'il est une célébrité en Naturoland. « *Il est très vraisemblable que les enzymes digestives de beaucoup d'humains ne sont pas adaptées à certaines molécules nouvelles, comme les protéines du lait (...) de surcroît modifiées par la cuisson. (...) Seule une transformation radicale de certaines enzymes permettrait de métaboliser ces molécules et ceci n'est guère envisageable.* »

Cet extrait est tiré de son livre : « *L'Alimentation ou la troisième médecine* », aux éditions François-Xavier de Guibert. Directeur du laboratoire d'histocompatibilité de l'hôpital Saint-Éloi à Montpellier, il appliquait à ses patients atteints de maladies auto-immunes le régime alimentaire de type ancestral, une version exponentielle de la méthode Kousmine (en réalité une synthèse de la méthode Kousmine et des théories de Burger). Par ce système, il prétendait obtenir jusqu'à 92 % de réussite dans les spondylarthrites ankylosantes.

Les résultats obtenus par sa méthode sont tout aussi édifiants si l'on se limite aux laitages de chèvre et de brebis. La théorie des enzymes que Seignalet avait élaborée s'écroule alors. Normal, car ses affirmations sont vraies tout en ne l'étant pas (sujet de la centaine de pages de ce topo expert).

Ces raisonnements boîteux à force de zapping logique sont peu validés par la réalité de l'histoire humaine.

L'homme moderne profite assurément de périodes hors laitages. Quel paradoxe à nouveau, n'est-il pas ? Mamie Croûton se la ramène avec son bon sens : il ne faut pas être grand chaman pour imaginer qu'on peut retirer quelque bénéfice à se priver quelques jours, quelques semaines ou quelques mois, des innovations délirantes de nos contemporains en matière d'alimentation.

Cent mille générations ont vécu de la chasse et de la cueillette, cinq cents générations d'agriculture, dix ont connu l'essor industriel. Cela fait seulement deux générations que nous expérimentons une alimentation de produits raffinés, de longue conservation, chargés de molécules de synthèse, consommés par des êtres stressés, polymédicamentés et polyvaccinés, vivant dans un environnement très pollué.

Aucune espèce ne boirait le lait d'une autre...

Il est probable que notre équipement physiologique n'est pas adapté à la surconsommation de produits laitiers dans un plan alimentaire globalement riche, ni adapté aux additifs et résidus de modernité que nous apportent certains laitages. Mais l'argument exposé en titre d'encadré ne tient pas la route si vous interrogez les agriculteurs. Donnons la parole à Gustave Wuidart, agriculteur laitier bio, farouche défenseur des aliments sains, dont vous trouverez quelques articles stimulants sur mon blog taty.be.

« *Je me permets de relever une autre fausse assertion, selon laquelle aucun animal ne consommerait le lait d'une autre espèce.*

Chez moi, quand l'heure de la traite approche, le chien et les chats viennent lécher le lait qui coule des mamelles de certaines vaches. Quand je vais rechercher mon troupeau, à l'aube, dans la prairie, j'ai vu plus d'une fois un ou même deux renards, qui circulent entre les bêtes couchées, pour les mêmes raisons. Les vieux fermiers tuaient les hérissons, car ils avaient la réputation de téter les vaches; en réalité, eux aussi, récupéraient le lait perdu. J'en ai déjà trouvé écrasés par le sabot d'une vache, là où ces dernières avaient logé.

Un collègue agriculteur a un phare avec détecteur derrière sa maison, quand il s'allume, il sait qu'une famille de blaireaux vient vider l'écuelle de lait du chien. Personnellement j'ai eu un chat qui a allaité et élevé un chiot ratier, cela sans problème au niveau d'une prétendue répugnance à boire le lait d'une autre espèce.

Comme beaucoup d'autres fermiers, dans les années 60 – 70, je fournissais de la crème à la beurrerie et avec le lait écrémé mélangé à de l'orge, j'engraissais des cochons qui hurlaient d'appétit quand je préparais cette bouillie. À ces cris, les poules accouraient pour picorer les éclaboussures et renettoyer le seau. Les cochons engraissés au lait avaient une chair exquise. Pareil pour les poulets, pintades, dindons nourris avec ces pâtées au lait extrêmement digestes. Pourtant, les gallinacés sont loin d'être des mammifères, comme les mouches d'ailleurs, qui elles n'hésitent pas à venir le boire sur le bout des mamelles des vaches ou dans les seaux des veaux. »

Laitages et allergies

Les protéines laitières sont effectivement l'un des principaux allergènes de la petite enfance. Avant de priver votre enfant de laitages, assurez-vous qu'il s'agit d'une allergie franche et non d'une intolérance au lactose ou d'une hypersensibilité. Il faudrait aussi tester si ces réactions se manifestent face aux laitages frais de lait cru aussi.

Prétendre que le lait est allergisant en soi est une posture difficile à tenir si l'on étudie l'historique alimentaire. Si c'était vrai, les allergies se seraient manifestées chez les nomades d'Afrique du Nord, qui se nourrissent exclusivement en transhumance de lait de chèvre et de dattes ou chez d'autres grands amateurs de lait, comme les Masaï ou les autres tribus d'Asie ou d'Afrique citées avec moult détails par Ron Schmid (p. 55).

Si les laitages étaient si allergisants en soi, la médecine ayurvédique indienne ne les utiliserait pas comme médicaments. Les Indiens, qui consomment presque à chaque repas du caillé de lait (lassi), ne seraient pas aussi réputés pour leur bonne santé, malgré des conditions d'hygiène globalement déplorables.

Parmi les peuples les plus sains étudiés par le docteur Weston Price au début du vingtième siècle, se trouvaient de grands consommateurs de crème et de fromage, comme les Suisses des vallées reculées (le cas de la vallée de Lœschenthal).

Je n'oserais me référer ici aux prétendus centenaires du Caucase, longévité attribuée en partie à leur haute consommation de yaourt. Même si une partie des découvertes est avérée, il faut savoir que l'âge avancé des Caucasiens a été surévalué par les scientifiques à la botte du père Staline pour des raisons de propagande. En bon georgien, que n'aurait-il fait pour la promotion de son pays d'origine...

Les médecines populaires ont utilisé jusqu'il y a peu le lait cru comme un agent thérapeutique (dans les cas de diabète, eczéma, allergies, arthrites, etc.). Nos aïeux étaient-ils donc si sots qu'ils auraient employé des produits allergisants dans un cadre médical ?

Dans les années trente, Marguerite Klein-Lecat, agricultrice laitière puis chercheuse, put grâce au lait cru guérir les toxicoses des enfants des Corons, dans les cas où la médecine baissait les bras. Devenue ensuite experte auprès d'organismes internationaux, Marguerite Klein-Lecat défendit de longues années les vertus du lait cru sur la base de sa propre longue expérience. Je vous conseille du fond du cœur la lecture de son livre « *Quand les laboureurs courtisaient la terre* », aux éditions France Empire, qui constitue sa biographie et le résumé de ses recherches (livre épuisé mais qu'on peut louer par bibliothèque interposée).

De grands nutrithérapeutes ont obtenu de remarquables rémissions de maladies graves par l'équilibre de l'assiette mais sans interdire aucun aliment et certainement pas les produits laitiers (la doctoresse Kousmine, Adelle Davis ou le docteur Lutz, pour n'en citer que trois). Une récente étude scientifique indique que les Suédois et Finlandais consommant des laitages sont moins sujets au cancer du colon que les témoins.

Le docteur Henry Bieler, médecin nutrithérapeute américain, obtenait des rémissions dans la presque totalité des maladies même graves en recommandant du lait, mais exclusivement cru et frais. Il est suivi aujourd'hui par le docteur Ron Schmid (p. 55) ou le docteur William Douglass (p. 47), qui soignent tous deux les cas graves de maladies dégénératives à l'aide de lait cru.

Dans la plupart de ces cas, le lait est cru et provient d'animaux sains, paissant aux champs. On a vu au chapitre I que la pasteurisation et l'homogénéisation, tout autant que le mode cultural provoquent des bouleversements importants dans la composition du lait de vache. Qui sait si les modifications de structure de l'aliment ne le rendent pas étranger au corps, provoquant ainsi des réactions de type « allergique », sans qu'une franche allergie ne puisse être démontrée ? On observe en tout cas que quantité d'allergiques peuvent se permettre le lait dès lors qu'il est cru et sain.

Il n'est pas non plus anodin d'observer que les patients de Kousmine, Davis, Lutz, Bieler ou Douglass pratiquaient simultanément une réforme de santé globale. Serait-ce que celle-ci rendait les sujets à nouveau tolérants au lactose ou moins sujets au phénomène allergique ?

Il faudrait par ailleurs étudier les causes réelles de l'explosion actuelle des allergies. Entre autres éléments à prendre en compte, il faudrait étudier l'impact de la suralimentation des nourrissons en bas âge. Ce n'est que depuis peu que l'on commence à les nourrir avec des solides dès l'âge de quatre mois. Il y a à peine cent ans, l'alimentation solide commençait aux alentours de quinze à dix-huit mois. Ces nourrissons ne recevaient pas aussi tôt des solides riches en additifs et amidons manipulés divers, dont un des effets secondaires est qu'ils peuvent perturber la paroi intestinale et entraîner une intolérance au lactose.

Quelle recherche a évalué l'impact de la fragilité des parents sur l'apparition des allergies chez leurs enfants ? Soixante-huit pour cent des enfants allergiques ont des parents allergiques eux-mêmes.

Prend-on en compte dans le phénomène allergique l'abus actuel d'hydrates de carbone raffinés et de sucre, la surconsommation d'aliments industriels dévitalisés et dénaturés, d'alcool, de café, de tabac ? A-t-on évalué l'impact du stress des sédentarisés urbains sur les allergies ?

La flambée des allergies ne correspond-elle pas aussi à l'incorporation massive dans les aliments de ces diverses substances nouvelles : nombreux additifs, hormones, antibiotiques, tranquillisants, engrais, pesticides, désherbants (et désormais aussi : nanotechnologies); et à la carence vitaminique et minérale quasi généralisée de la population ?

Le K-Philus

Le K-Philus est un lait fermenté maigre à haute concentration de bactéries lactiques vivantes, plus pauvre en lactose que les yaourts ordinaires. Il peut remplacer le kéfir de lait maison ou votre yaourt maison à longue fermentation selon ma recette. Comme il semble toléré par tous les mangeurs, y compris par les hyperréactifs aux laitages, certains naturos l'utilisent pour les cas de constipation ou de selles molles. C'est en effet, à mon expérience, la seule source possible de probiotiques efficaces dans le cas de personnes fort dévitalisées.

Il a été créé sur la base des recherches de Marguerite Klein-Lecat, déjà citée. Avec l'aide de chercheurs, elle réussit dans les années soixante à développer un ferment aux qualités exceptionnelles, un « levain » de lait.

« Le lait (...) est pasteurisé à 80°C pendant une à deux minutes au maximum, écrémé puis ensemencé avec le levain (très spécial de notre merveilleuse dame du lait) dans les deux heures qui suivent la traite (jadis manuelle). »

« K-philus est un apport de ferments lactiques de type Lb. acidophilus, Lb. rhamnosus, Lactocoques lactis et cremoris mésophiles. Il a comme support un lait de vache de très haute qualité provenant d'animaux en bonne santé et nourris de façon équilibrée et variée. Le lait de tout animal suspect est écarté et les normes exigées, pour la production de K-philus, sont plus rigoureuses que celles imposées par la CEE. Les bactéries n'ont subi aucun traitement thermique et sont donc intégrales. Le lait est maintenu à 37°C, et maturé pendant une période longue de dix à quinze heures. Ces contraintes excluent une fabrication industrielle

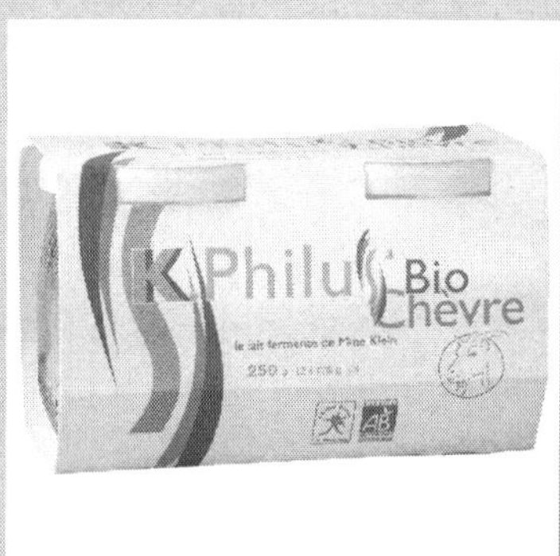

et permettent ainsi de garantir une haute teneur en Lactobacillus vivants (procédé breveté). » (source : documentation du fabricant).

Selon le même fabricant, les bactéries sous forme de poudre (probiotiques), déshydratées, n'affichent que trente pour cent de viabilité lors de la revivification. Les souches du K-philus (et du yaourt maison à base de lait cru bio autant que du kéfir de lait cru!) ont une viabilité de quatre vingt pour cent et redémarrent immédiatement dans la lumière intestinale.

Je reprocherais un petit défaut à misteur K : l'écrémage de toutes ses merveilleuses graisses aux propriétés pharmacologiques. Le fabricant m'indique que « *l'écrémage est pratiqué pour éviter lors de la longue fermentation que la crème ne remonte* ». Soyez nombreux à lui réclamer du KPhilus de lait entier, c'en sera d'autant plus un aliment-remède.

Sachant que les naturos sont généralement antilait, j'ai été heureusement surprise de lire les éloges de Daniel Kieffer, chef de file de l'école naturo Cenatho en France (j'ai déplacé des parties de phrase pour des questions de place, le texte est respecté) : « *Rééquilibrage de la flore intestinale et du transit (des « crottes de lapin » ou des selles liquides aux selles correctement moulées) en deux semaines de cure généralement (...), amélioration des dermatoses (type eczéma, escarres), de la cicatrisation externe (blessures) ou interne (postopératoire), amélioration des troubles visuels, amélioration de la qualité des phanères (ongles, cheveux), contrôle du taux de cholestérol sanguin (réduction de l'absorption intestinale), stimulation de l'immunité, rapide amélioration de la capacité à digérer le lactose.* »

Quelques résultats de la consommation régulière du K-Philus selon Daniel Kiefer : « *rééquilibrage de la flore intestinale et du transit (...), amélioration des dermatoses, de la cicatrisation, amélioration des troubles visuels, amélioration de la qualité des phanères, contrôle du taux de cholestérol sanguin, stimulation de l'immunité, rapide amélioration de la capacité à digérer le lactose.* »

Où acheter les plateaux de yaourts Kphilus? Désormais, les K-philus s'achètent par plateaux dans tous les magasins bio de France et de Navarre, en Belgique: via Sequoia et chez TAN à Bruxelles. Plus d'info sur le site de la laiterie agréée par K-philus : www.climont.fr/kphilus/points-de-vente.

Réactivités aux sulfites alimentaires

Certains mangeurs réagissent à la consommation de laitages, même bio, même de lait cru, alors que les tests cliniques ne les définissent pas comme allergiques à la caséine. Ces réactions pourraient très bien être une forme d'hyperréactivité aux sulfites, composés soufrés naturels dont les dérivés du lait frais sont riches. La source de ce déséquilibre sulfitique fait l'objet de nombreuses hypothèses. Les symptômes, chez les adultes, sont surtout des maux de tête. Chez les enfants, les symptômes sont plus proches de l'asthme. Les voies du soufre étant fort mises à mal chez les victimes d'autisme, d'hyperactivité ou de « candidose », il n'est pas étonnant qu'ils semblent tous hyperréagir aux laitages. Des recherches seront ici encore nécessaires. Je ne vous relate qu'une observation de la part des malades, qui partagent leurs expériences de vie sur les groupes de discussion internet. Je cherche d'ailleurs des témoignages d'une autre observation : quantité de mangeurs sensibles (les « canaris de la modernité » en particulier) digèrent mieux les aliments à forte réactivité (fromage & Cie) à partir de midi. Avant midi : la cata. Bizarre, non ? On a du pain sur la planche pour faire le tri...

Peut-on se passer de laitages?

Des sociétés entières et prospères vivent et ont vécu sans laitages. À l'inverse de ce que nous voudrions croire les jours où nous rêvons vivre à Disneyland, il n'y a que peu de certitudes absolues en nutrition. Autorisons-nous à relativiser le mantra consensuel qui veut forcer tous les mangeurs à consommer plusieurs laitages par jour.

Rafraîchissez-vous la mémoire via quelques sources d'informations à la gloire du lait :

* www.lial-mc.asso.fr; le LIAL (Laboratoire Interprofessionnel d'Analyses Laitières) d'Aurillac
* www.cecalait.fr CECALAIT a été créé par trois organismes impliqués dans la filière laitière française. Le Centre Interprofessionnel de L'Economie Laitière (CNIEL) - L'Institut de l'Elevage - L'Institut National de la Recherche Agronomique (INRA)
* en anglais : www.eda.euromilk.org (European Dairy Association)

À dix ans, comme beaucoup de lecteurs cinquantenaires belges, j'ai fait partie de la Brigade M (M comme milk). Je buvais un litre et demi de lait par jour pour gagner le droit de porter le badge « M » promis par les démonstrateurs faisant le tour des écoles en ces années-là. Absurde, car ayant vécu en Afrique auparavant, je n'en avais bu que peu. Les enzymes de digestion du lait se perdent vite, passé l'âge du sevrage.

Les allergies et les hypersensibilités actuelles, qui sont en franche augmentation, sont peut-être la rançon de la gloire en pays lactique. À force de nous faire surconsommer des produits dénaturés, issus de vaches elles-mêmes poussées à l'excès, fragilisées et malades... À force d'user et abuser d'arguments dépassés et biaisés... À force de vouloir nous convaincre de boire du lait de vache non fermenté, même passée la prime enfance, les promoteurs laitiers ne se sont-ils pas tiré une balle dans le pied ?

En 1999, un Français buvait encore près d'un quart de litre de lait par jour, ce qui représente infiniment plus que son ancêtre d'il y a cent ans et plus. Le lait tel quel n'est pas adapté à l'humain passé l'âge de six ans. Ce sont les laitages, soit la forme fermentée, qui lui seraient plus bénéfique.

Ces suggestions de surconsommer les laitages sont basées sur des notions hélas dépassées par l'évolution de nos sociétés. Au début du vingtième siècle, une alimentation riche en farineux et pauvre en protéines et en matières grasses était encore courante dans les familles à faibles revenus. L'apport de lait entier couvrait alors une large partie de ces carences, sous la forme la moins chère.

La rhétorique lactique est aussi dépassée par les événements. Il est contre-productif d'asséner des contrevérités comme : « *les laitages sont essentiels à la beauté et à la santé de la peau grâce à leur contenu en vitamine A* ». Comment la surconsommation de laitages tout venant peut-elle alors entretenir des eczémas ravageurs ? Ce qui se démontre par la vitesse à laquelle certaines victimes d'eczéma ne souffrent plus dès qu'elles arrêtent les produits laitiers ou passent au lait cru. Je n'irai pas comme certains prétendre que l'eczéma est dû aux produits laitiers. Il semble que les laitages empêchent la réussite des traitements et la guérison naturelle en entretenant les inflammations. C'est déjà beaucoup !

Bien sûr, le lait et ses dérivés fournissent des minéraux comme le magnésium, le manganèse, le calcium, des acides phosphoriques et citriques, de l'acide lipoïque, des vitamines comme les vitamines A & D (liposolubles) et B (hydrosolubles). « *Super ! Je vais me contenter de lait* » vous dites-vous. « *Tout y est. J'aurai des graisses, du sucre, des protéines, des vitamines, des minéraux. Le totum, quoi.* »

Il y a un hic, bien sûr. Plusieurs, même.

L'arithmétique est un pilier de la nutrition, pilier bien fragile. Les

Il n'existe pas de carence documentée chez des personnes se passant de lait et se nourrissant par ailleurs de produits sains de manière équilibrée.

apports du lait ne se limitent pas à sa teneur en protéines, minéraux, lipides et glucides. Cette pauvre comptabilité était indispensable au début du vingtième siècle, lors des premières découvertes en nutrition. Nous sommes beaucoup plus pointus aujourd'hui.

Ensuite, quelle valeur ont ces nutriments s'ils ne sont pas absorbés ? Notre corps n'en fera bon usage que s'ils sont correctement fractionnés, digérés, assimilés et distribués aux organes en demande. C'est loin d'être le cas pour de nombreux mangeurs aujourd'hui.

Par ailleurs, la diététique classique ne porte pas d'attention à la qualité intrinsèque du produit. Elle semble guidée par l'obsession bactériologique, ce qui est utile mais pas suffisant. Les réglementations sanitaires et les normes, l'autocontrôle, la traçabilité ont submergé le paysage de la « qualité ».

Comment faire comprendre que pour moi, ménagère et mère, la qualité s'étend aussi à la capacité d'information que porte le lait autant qu"à sa capacité à construire l'humain en beauté et droiture ?

Et, *last but not least*, les laitages peuvent, selon les sources, être aussi une source majeure de contaminants chimiques (dioxine & C°), de pseudohormones (les POPs), de métaux lourds (plomb, cadmium, mercure, etc)... et l'on vous en passe. Ces compagnons des précieux nutriments en dévalorisent peut-être l'apport.

Sur un plan purement nutritionnel et non culturel (si pas cultuel !), l'humain peut facilement se passer de laitages. Quantités de peuplades le font. Elles ne sont généralement pas végétariennes et accueillent en modération et variété des sources de nutriments divers : insectes, abats, chairs animales, etc. Sauf à les rendre pro des graines germées (qui sont quasi l'équivalent des abats en végétal), il est difficile de trouver une solution viable pour les végétariens occidentaux qui se passeraient de laitages. Tant qu'ils sont en santé olympique, aucun souci. C'est dès que l'on rentre dans le champ du ressourcement que l'on trébuche. C'est pourquoi les trois-quart de ce livre visent à vous réconcilier avec ces formidables atouts de santé.

L'argument selon lequel les produits laitiers nous sont indispensables pour leur apport en calcium, garant de la solidité osseuse, est un argument dépassé par l'analyse rigoureuse des faits.

Suis-je adapté aux laitages ?

Tous les mangeurs ne sont pas hyperréactifs aux laitages, mais tous n'y sont pas adaptés non plus. Comment faire le tri ? Prenons un cas concret pour exposer mon discours sur le profilage nutritionnel, soit les techniques qui permettent de soutenir un instinct défaillant : le cas d'une maman qui m'écrit ce qui suit. « *Ma fille fait des otites à répétition depuis longtemps et sans arrêt depuis ses trois mois. Nous ne savons plus quoi faire ni qui écouter. Notre alimentation n'est pas 100% bio ni 100% «home made». Nous avons tous deux des allergies, principalement aux acariens et aux fruits à noyaux. La médecine traditionnelle veut passer à la vitesse supérieure : drains, analyses de sang et de régurgitation intérieure. Nous voudrions lui éviter ces traitements/examens pénibles.*»

Je me propose d'ouvrir quelques pistes pour évaluer si les laitages peuvent être en cause chez elle. Inspirons-nous des diététiques anciennes, tout d'abord. Un exposé sur le sujet serait bien plus complexe que les paragraphes suivants ne le sous-entendent, je résume ici.

En médecine chinoise traditionnelle, le thérapeute ciblera l'évitement des produits laitiers dans les cas d'atteinte à la sphère oto-rhino. Une victime de sinusite ou rhinite à répétition mettra judicieusement les laitages au placard un moment. Oui, même les laitages crus, même les laitages bio.

En diététique chinoise du tao, il existe aussi six tempéraments : yin ou yang respectivement instable, corpulent, mince ; et six régimes adaptés à ces profils. Le tempérament « yin mince » a la chance de pouvoir manger, en tant qu'aliments remèdes, du beurre et toutes sortes de fromages (vache, chèvre, brebis). Le tempérament « yang instable » sera ressourcé par du lait de vache ou de chèvre. Beurre, fromages gras et crème sont carrément contre-indiqués pour les « yang corpulents ».

Dans la vision holistique de la diététique de l'ayurveda, technique indienne séculaire, certains profils ne peuvent profiter des vertus des laitages. Ce sont les personnes qui vivent un excès de « kapha », ou énergie terre (tiens, comme c'est curieux, ils ressemblent aux yang corpulents...). D'autres types biologiques profitent à plein du beurre et des laitages : ce sont les personnes en excès « vâta » (ah ben tiens aussi, on dirait des yin mince...).

Le naturopathe Peter d'Adamo a défini une méthode de choix alimentaires basés sur l'appartenance au groupe sanguin. La lecture de ses ouvrages est édifiante, car elle brosse en quelques coups de pinceaux simplistes un tableau qui est bien plus complexe. Son livre est un outil extraordinaire pour commencer l'alimentation saine, mais il est excessif à mes yeux dans la mesure où il a tendance à enfermer le mangeur dans des listes d'aliments « bénéfiques », neutres et « maléfiques ». Il tend aussi à faire croire que les A doivent absolument manger du soja, or cela ne s'avère pas sur le terrain. Ce que j'en retiens ? Il semble évident que, dans des cas de crise (otites, sinusites, eczéma, etc.), les mangeurs du groupe sanguin A doivent arrêter toute forme de laitage, de quelqu'animal qu'ils proviennent. Tout se passe comme si ces aliments n'étaient pas bien comburés chez eux en cas de crise.

La synthèse entre ces pistes d'orientation et votre état vital actuel demande une approche un peu plus pointue que la moyenne; un coach formé à cette approche pourra vous aider.

Dans le cas d'otites à répétition chez un de mes enfants, quel que soit son profil, j'éliminerais les laitages le temps de calmer l'inflammation, quelques jours, en privilégiant les laitages de lait cru lors de la reprise des aliments ressourçants après l'éviction. Si la petite fille de la lectrice est un sujet du groupe A, de type kapha, je serais encore plus radicale. Avant de procéder à une douloureuse opération et à la mise en place de drains, je commencerais par tester l'éviction de tous les laitages pendant plusieurs semaines, et pas seulement quelques jours. Si cette exclusion ne donne pas d'effet, il sera encore bien temps d'intervenir ultérieurement par les techniques invasives. Nous disposons de tant d'aliments frais et sains sur nos étals européens qu'elle ne souffrira pas de cette éviction sur le plan nutritionnel… ni sur le plan affectif, car ces allergies aux laitages se sont tellement généralisées qu'il n'est plus étonnant de prévoir, dans les goûters d'anniversaire, des variantes de surprises sans laitages. La vie sans lait devient de plus en plus facile à pratiquer en société.

Calcium et produits laitiers

Les produits laitiers sont annoncés comme « *indispensables pour les os, car un verre moyen de lait contient 30% du calcium et 25% de la vitamine D dont vous avez besoin chaque jour. Ces deux nutriments aident à la solidité osseuse et à la beauté des dents.* » (texte extrait d'une pub sur internet).

Ce mantra est tant répété par les relais marketing de l'agro-industrie qu'on ne le lit plus avec esprit critique. Si c'était vrai, comment expliquer que, selon les conclusions qu'on peut tirer de l'étude des Infirmières — étude menée sur 80.000 personnes par l'équipe de Walter Willet, Président du département de Nutrition de la prestigieuse école de Santé Publique de Harvard (Massachusetts), aussi auteur à titre personnel du best-seller « *Eat, Drink, and Be Healthy* » —, le risque de fracture dû à l'ostéoporose est deux fois plus élevé chez les femmes qui ont une consommation élevée de laitages que chez celles qui en mangent peu ?

Un lien plus subtil que le simple rapport consommation de laitages/ densité osseuse doit être identifié.

Le calcium est certes indispensable à l'équilibre de notre physiologie. Mais il faut savoir que le calcium est disponible dans des aliments autres que les laitages.

Les spécialistes sont aussi d'accord pour souligner l'importance d'une trame protéique globale de qualité, sans carence mais sans excès. Entre les macrobiotes carencés et les pratiquants de jeûnes surprotéinés, il y a peut-être un peu de place pour le bon sens ? Il a aussi été démontré que l'ostéoporose dépend de la présence d'autres minéraux, comme le magnésium et le bore.

En outre, il ne suffit pas de calculer les doses de calcium absorbées mais bien le rapport entre ce que le mangeur absorbe et ce qu'il excrète, ce qu'on nomme « l'équilibre calcique ». Quel intérêt d'ajouter du calcium sous forme de comprimés ou de surconsommation de laitages, s'il ne va pas se placer là où il faut, mais qu'il y crée des microcalcifications douloureuses ? Il s'agit aussi d'empêcher le corps de pomper le calcium des os, phénomène courant dans les cas d'acidose non traitée.

C'est le cas des jeunes surconsommateurs de boissons pétillantes sucrées dont il n'est pas autorisé de citer le nom, riches en acide phosphorique, déséquilibrant la balance du calcium et déminéralisant le sujet sur la durée. Une étude américaine a évalué que les grands buveurs de ces sodas souffraient d'une perte osseuse de vingt pour cent supérieure aux sujets témoins, à l'âge de quatorze ans déjà. Je comprends mieux l'augmentation du nombre de fractures chez les gamins de mon quartier.

Dans les cas de crainte d'ostéoporose, il est un peu tard, à l'âge de la ménopause, de se préoccuper de boire du lait. C'est avant la puberté que l'ajout aurait dû être stabilisé, ce qui fait le drame des Européennes qui ont connu les privations de la seconde guerre mondiale.

Si, au surplus, elles sont de stature fine, il y a de quoi s'inquiéter. Comme je me soucie de vos inquiétudes, je vous propose une solution facile à mettre en place et qui a fait ses preuves: primo sélectionner tous les fromages exclusivement au lait cru, secundo déguster un bol quotidien de bouillon de poule maison à l'ancienne. Non seulement l'ostéoporose peut être arrêtée par ce procédé, mais vous pouvez regagner de l'os même après soixante ans... Ne vous privez pas pour autant de pratiquer l'indispensable exercice physique, comme il l'est toujours recommandé dans les cas d'ostéoporose.

« S'il y a carence quelque part, c'est moins de calcium que d'esprit critique. » Carol Vachon (p. 28)

Du calcium orphelin dans les produits pasteurisés?

Selon Carol Vachon, « *le lait actuel favorise l'ostéoporose au lieu de nous en protéger* ». Seul le lait cru, ou d'autres sources alimentaires équilibrées en complément de l'exercice physique et d'une alimentation globalement équilibrée, peuvent protéger de l'ostéoporose.

La disponibilité du calcium dans le lait cru serait toute différente de celle du lait pasteurisé. Peut-être parce que l'enzyme phosphatase qui permet l'absorption idéale du calcium est désactivée par la pasteurisation.

Suivons Carol Vachon dans sa recherche sur le sujet: « *Le lait protège-t-il contre l'ostéoporose ?* » mars 1996, syllabus, chez l'auteur (p. 28). Les autres citations de ces paragraphes sont extraites du même document. Les sources anglophones citées plus avant (p. 17) sont aussi édifiantes.

Selon Vachon, les produits laitiers industriels « *sous leur forme actuelle accroîtraient les besoins apparents en calcium* », ce qui incite « *les autorités à hausser régulièrement les quantités de calcium à consommer et encourage la surconsommation de produits laitiers* », source d'un cercle vicieux. « *Après plus de 70 ans de recherches intensives et des sommes fabuleuses investies, on n'est toujours pas capable de démontrer qu'un éventuel surplus osseux dû au lait persiste jusqu'à l'âge des fractures, soit après soixante ans.* »

Mieux encore : « *La croyance dans le lait est si profonde que jamais les chercheurs ne vont se demander si les produits laitiers auraient pu nuire aux os de certaines femmes pour expliquer la volatilité de leurs os après la ménopause* ».

Selon le chercheur, les données scientifiques sur le sujet sont interprétées de façon biaisée, même si cela est fait inconsciemment. Des chercheurs spécialistes de l'ostéoporose ont constaté la rigueur incontournable de son argumentation. « *Malheureusement l'inertie du milieu est telle que personne n'ose bouger.* »

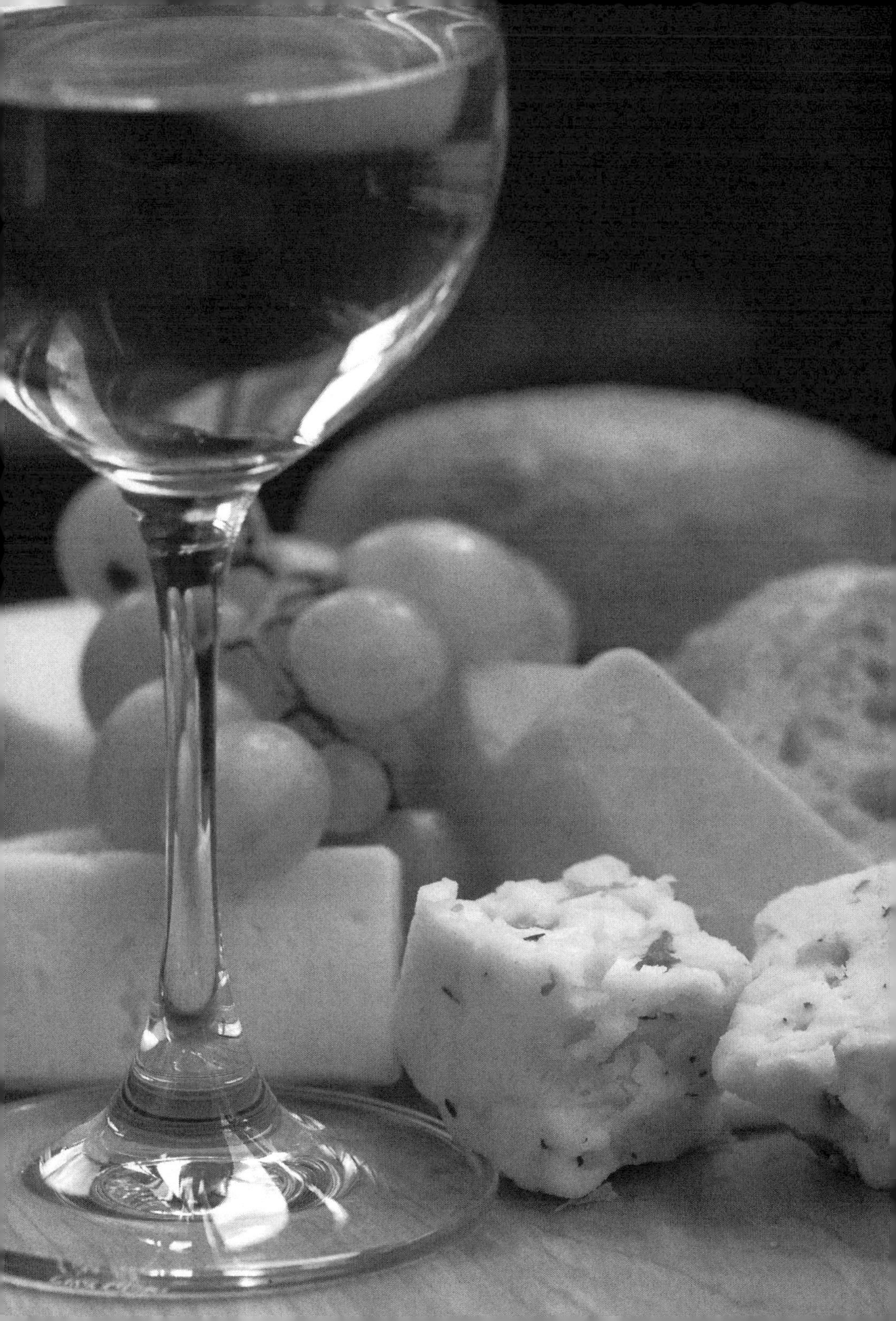

« Mais ce n'est pas en un jour que l'on fait régner l'ordre là où pullulait le chaos. Et il n'en était pas de plus pullulant, varié, durement ruiniforme, miné de fissures moisies de tous les verts et bleus, affaissé en coulées plus ou moins fluides, et de toutes sortes d'odeurs. L'on comprend que les pouvoirs publics doivent intervenir pour aider Peugeot-Danone à rationaliser - donc moraliser - la production. (...) Le Brie se laissait aller sur son lit de paille, le Cantal, tranché sans que Polytechnique en eut calculé l'angle, était jeté à poil dans un torchon de papier. Et s'il n'y avait eu qu'un Cantal défini par l'Afnor, mais il y en avait mille! Il était temps de faire des fromages français un fromage carré dans son brillant smoking (...). Il fallait rendre celui-ci compétitif, sinon consommable. (...) Désormais, plus de ce brie sur paille évoquant l'étable, il se civilise et se tient mieux, il tend au coulommiers blanc d'hôpital en attendant d'atteindre l'idéal, qui est le but suprême de l'industrie fromagère: ce degré zéro du fromage, le gruyère d'Australie. »

Bernard Charbonneau (p. 29)

Au nom de l'hygiène, de formidables atouts disparaissent

Le lait cru pâtit d'une réputation de dangerosité qui n'a pas grand fondement scientifique. Le sujet est si complexe qu'il mérite des livres entiers, tels « *L'histoire cachée du lait* » du docteur Ron Schmid (p. 55) ou « *Pour l'amour du bon lait* » du chercheur Carol Vachon (p. 28). Je me contente ici de résumer ce qui peut être utile au cuisinier lambda qui veut profiter des bienfaits du lait cru et de ses dérivés.

Dans son étude parue en 2003 chez l'asbl Vivre...S (p. 75) « *La catastrophe du tout-stérile alimentaire* » de Michel Nesjszaten évalue les paramètres qui nous permettraient de redresser la barre en matière d'hygiène alimentaire excessive, si pas biocide : « *une norme d'hygiène utilisée pour transporter sans danger des produits sur toute la planète et jusque sur la lune est-elle applicable à un petit producteur qui vend du fromage sur un marché local ?* »

Ce sont les normes d'hygiène et l'apprentissage de réflexes de propreté ménagère qui ont permis de mettre fin aux dégâts que certains germes pouvaient occasionner en santé publique. Merci aux hygiénistes de la première heure d'avoir sauvé quantité de vies humaines et d'avoir patiemment formé des générations de fermiers et de ménagères. Hélas ! l'hygiénisme ne s'est pas adapté aux nouvelles conditions de vie. Alors que les risques bactériologiques ont considérablement diminué, nous sommes entraînés à conserver des réflexes essentiellement surhygiénistes, quasi obsessionnels.

Nous sommes endoctrinés — le terme n'est pas trop fort — à nous surprotéger contre des risques bactériologiques qui sont devenus infiniment moindres que du temps de nos grands-parents. Illustrons par l'exemple des œufs, vendus en étalage en grande surface mais que vous devez garder au frais chez vous, selon les normes d'hygiène alimentaire.

Je ne suis pas la seule à ne pas avoir compris cet illogisme. Dans une de ses émissions du samedi midi sur France Inter, Jean-Pierre Coffe a interrogé une spécialiste à ce sujet. Suivez bien le raisonnement : selon les études, après trente de jours de conservation à température ambiante, il y a un risque de moins d'un pourcent de contamination de l'œuf par des salmonelles présentes sur la coquille. Pour un risque si minime, en considérant que je serais bien mal organisée et que je garderais des œufs trente jours, il me faudrait entrer en compulsion hygiéniste ? Ce n'est qu'un détail du kaléidoscope ménager. Tout est à l'avenant.

Il est désolant d'observer que l'aliénation touche aussi les exploitations artisanales. Illustration dans l'article « *Il faut pouvoir sécuriser la production des fromages sensibles* » sur www.fromag.com/lcf85/semsible.html. D'autres postures existent heureusement chez les producteurs laitiers, comme on le découvre dans un article pointu sur www.realmilk.com/rely-on-raw-cheeses_fr.html, traduit en français « *Pourquoi peut-on faire confiance aux fromages au lait cru* ».

D'ailleurs, malgré le surhygiénisme ambiant, le nombre d'intoxications alimentaires est en hausse constante. Elles se sont multipliées par six au cours des quinze dernières années, selon le dossier de l'écologiste n° 4, vol. 2, n° 2, cité par Michel Nejszaten. Ces chiffres sont confirmés par les données américaines, entre autres. Il faut donc trouver d'autres facteurs à incriminer, au-delà du cru.

À l'inverse de la croyance populaire, le lait cru et ses dérivés contiennent des agents anti-infectieux qui inhibent le développement des bactéries pathogènes.

Dangereuse pasteurisation

L'obsession bactérophobe est d'autant plus vaine en matière de produits laitiers que ceux-ci sont l'un des aliments les moins responsables de toxi-infections alimentaires. Le poulet et les viandes hachées, les charcuteries tiennent le pompon en la matière. Un rapport de l'Afssa (association française de sécurité sanitaire des aliments) démontre que « *seulement cinq pour cent des toxi-infections alimentaires collectives sont dues aux produits laitiers* ».

Les laitages crus sont encore moins sujets à risques que les laitages pasteurisés, car la listeria se multiplie plus vite dans ce dernier que dans le lait cru. Les fromages de lait cru disposent d'un système antibactérien efficace contre la plupart des bactéries pathogènes, dont la listeria monocytogenes, responsable de listériose. Et voilà que reglupse mon cousin médecin. Il est difficile d'être dans une position de remise en cause permanente, j'en conviens. Mais les chiffres sont là, incontournables à l'œil d'un détective. Si vous êtes titillés par cette info, plongez dans l'étude de Michel Nejszaten précitée ou dans le livre du québecois Carol Vachon « *Pour l'amour du bon lait* ». Les autres sources bibliographiques mentionnées ci-avant sont aussi riches en informations sur le sujet.

« Le goût qui est conscience, désir d'amour, source de toute volupté, est le fondement de la morale et même de la politique alimentaire. Qu'il décline, et la liberté de se nourrir - donc de vivre - est perdue; et la terre entière est menacée (..) d'être transformée en une morne cantine où, dégoûté, l'homme périra à son tour. Mais si le goût du pain lui est rendu, la plus active des puissances multipliera des associations de consommateurs (...) et l'Industrie et l'Etat seront contraints de changer de politique. »

Bernard Charbonneau (p. 29)

L'hystérie contre la listeria

Les toxi-infections peuvent être dues entre autres à des salmonelles, des campylobacters, des e.colis ou à la listeria. La présence de germes dans l'aliment, telle que détectée en laboratoire, n'implique pas qu'il y ait une certitude de maladie. Il faut encore que le sujet qui a consommé des listeria ou des salmonelles développe une pathologie.

Sources partielles. « *L'hystérie listeria* », dans les Dossiers du Canard Enchaîné « *Qu'est-ce qu'on mange ? Nouvelle enquête au fond de nos assiettes* », 1997. Voir aussi page 17 du livre de Michel Nejszaten pour un tableau édifiant. Voir le site www.rawmilk.com pour d'autres statistiques américaines aussi parlantes.

Il y a trente ans, on entendait à peine parler de la listeria. Est-elle récemment apparue ? Non, bien sûr. Mais elle occupe le devant de la scène car elle ne subit plus la compétition d'autres bactéries.

Auparavant, elle était tenue en garde par plusieurs facteurs. L'utilisation de planches en bois en fromageries entretenait une population variée de microbes, dont une partie inhibait le surdéveloppement de mademoiselle listeria. L'obligation légale d'utiliser désormais des planches en inox fait la joie de listeria, qui en raffole.

Cette dernière adôôôre aussi la réfrigération, à l'inverse de ses camarades. À trop vouloir garder au froid, vous ne gardez que mamzelle listeria.

La listeria ne pourrait se développer dans l'environnement acide classique des fromages, sauf pour le cas des fromages à pâte molle de type camembert, brie, etc. Ceux-ci présentent un plus grand risque de contamination tout simplement parce qu'ils sont plus humides et alcalins.

Si l'on en croit l'historique des plus récentes intoxications alimentaires, ce sont ceux qu'un sujet à risque (femme enceinte, jeune enfant, personne affaiblie) devrait craindre au même titre que les charcuteries (pâtés de viande, etc. stérilisés ou non).

« On[*1] *nous a appris que la pasteurisation était une bonne chose, une méthode pour se protéger contre les maladies infectieuses, mais un examen attentif révèle que les mérites de cette technique ont été exagérés. Cette technique est devenue inutile pour des raisons d'hygiène depuis que se sont généralisées les machines à traire modernes, les tanks à lait en acier inox, des procédés efficace d'emballage et de distribution.» (...)*

*« D'ailleurs la pasteurisation n'est pas une garantie de propreté absolue. Depuis quelques dizaines d'années, tous les cas d'épidémies de salmonelles dans le lait – et il y en eut beaucoup – ont eu lieu dans du lait pasteurisé. Cela comprend l'épidémie de 1985 en Illinois qui toucha plus de 14000 personnes et entraîna au moins un décès. La souche de salmonelle de ce lot de lait contaminé affichait une résistance tant à la pénicilline qu'à la tétracycline (*121).*

(...) Le lait cru contient des bactéries lactiques qui protègent contre les germes pathogènes. La pasteurisation détruit ces utiles micro-organismes, ce qui laisse le produit fini bien démuni face à une éventuelle contamination bactérienne. (...) La chaleur du procédé de pasteurisation modifie deux acides aminés du lait : la lysine et la tyrosine, ce qui rend l'ensemble des protéines moins disponible.

Elle accélère le rancissement des acides gras insaturés du lait et détruit certaines vitamines (perte de plus de cinquante pour cent de la vitamine C; jusqu'à quatre-vingts pourcent des vitamines hydrosolubles).

Le facteur Wulzen, ou facteur anti-raideur, est totalement inhibé, de même que la vitamine B12 qui est utile à maintenir le sang sain et un système nerveux en bon état. La pasteurisation diminue la disponibilité des composants minéraux du lait, comme le calcium, (...), le magnésium, le phosphore, le potassium, le sodium et le soufre, de même que de nombreux minéraux traces. (...)

La lipase du lait cru aide l'organisme à digérer et utiliser les matières grasses du lait. (...)

---

*1 Extraits traduits par mes soins de « *Nourishing Traditions* », aux éditions New Trend Publishing, par Sally Fallon et Maria G. Enig. C'est le livre compagnon de tous ceux qui, comme moi, se fient au bon sens de nos aïeux pour l'équilibre de l'assiette plutôt qu'aux théories nutritionnelles. Curieux des numéros entre parenthèses ? Ce sont les références scientifiques : achetez le livre original !

Last but not least, la pasteurisation détruit tous les enzymes du lait. En fait, on teste le succès de la pasteurisation en observant la disparition des enzymes; or celles-ci aident à assimiler les facteurs nutritifs, en ce compris le calcium, ce qui expliquerait pourquoi les gens qui boivent du lait pasteurisé peuvent souffrir d'ostéoporose.

Sans son contenu habituel d'enzymes, le lait pasteurisé moderne demande un effort énorme de la part du système digestif de l'homme.

*Chez les personnes âgées, chez les intolérants au lactose (...), ce lait passe dans le système digestif sans être totalement digéré. Il peut alors s'accumuler dans les minuscules villosités de l'intestin grêle, ce qui entrave la bonne absorption de nutriments cruciaux à la santé et favorise l'absorption de substances toxiques (*126).*

Le résultat : des allergies, de la fatigue chronique et une série de maladies dégénératives. Toutes les populations à la tradition laitière étudiées par le docteur Weston Price consommaient du lait cru, du caillé de lait cru ou des fromages crus provenant d'animaux normaux nourris d'herbe fraîche ou de fourrage. (...) »

Hygiénisme classique: revoyez votre copie!

En matière d'hygiénisme classique, quelques notions pourraient être revues. Cela ne saurait tarder, le fruit est mûr. J'ai plusieurs fois été surprise d'observer lors d'interviews que même les contrôleurs de nos instances sanitaires ne croient pas à leur propre discours. Ils le reproduisent bien par cœur, en superbes présentations ou en réponses systématisées à mes questions. Mais au fond du fond, je sens comme un doute... Glissons-leur dans l'oreille quelques raisons de plus de douter.

Outre les éléments présentés à la page précédente, l'approche hygiéniste oublie de nous informer que l'agriculture intensive renforce la prolifération des bactéries pathogènes. Nous en avons eu une superbe démonstration lors de la crise aviaire en hiver 2005.

Il faudrait aussi que l'hygiénisme accepte, lui aussi, d'évoluer. Est-ce bien raisonnable, au vu de nos connaissances actuelles en systémique biologique, de continuer à prôner l'éradication plutôt que la cohabitation ? Les tenants de la mouvance « toxique & toxines - purifier - boutons l'étranger hors de la cuisine » concentrent leurs efforts sur l'élimination radicale des intrus. Il est pourtant d'autres voies aussi (si pas plus) efficaces : tabler sur la cohabitation de bactéries bénéfiques, propres à tenir sous le boisseau les excès de pathogènes. Une excellente illustration : l'ajout de bactéries bénéfiques équilibre l'écologie intérieure de l'intestin de l'humain en réajustant l'équilibre bactérien au point que le système immunitaire en sort tout ragaillardi. les lactofermentés au naturel sont une source hors pair.

J'invite les lecteurs les plus spécialistes de la filière lait à enrichir leur réflexion avec les informations pointues et passionnantes que nous communique Gustave Wuidart, agriculteur laitier. Son point de vue est particulièrement pointu; il peut déconcerter des profanes. Son article « *Le lait : cet élixir assassiné* », résumé de son intervention lors du Forum Sécurité Alimentaire et Produits Fermiers, 31/3/2006, organisé par Etopia (BE), est publié sur mon blog perso via www.taty.be/lait/blog.html.

Il y décrit les dégâts sur les qualités nutritionnelles du lait que peuvent provoquer les normes sanitaires « à la sauce industrielle ». Il y démontre entre autres l'utilité d'un haut taux cellulaire dans le lait pour la santé humaine, ce qui contredit les normes actuelles. Ces dernières favorisent le lait pauvre en cellules, car il n'encrasse pas les conduites de transformation automatique de l'industrie comme son cousin de province.

Disparition des exploitations familiales

L'hygiène mal comprise et poussée à ses extrémités (sous la forme de la méthode HACCP, par exemple, bien connue des artisans fromagers) exerce une pression telle sur les petits producteurs qu'ils ferment boutique les uns après les autres, découragés. Cette norme HACCP est définie par et adaptée pour de gros producteurs, qui peuvent supporter les lourds frais administratifs et les investissements matériels qu'implique la méthode. Cette dernière dessert les petits producteurs, qui vont disparaître les uns après les autres, au détriment de la grande masse des consommateurs.

Selon Michel Nejszaten, «*les nouvelles contraintes en matière d'hygiène sont devenues tellement excessives que beaucoup de fermiers préfèrent arrêter la transformation du lait. La France et l'Italie se plaignent de la disparition de fromages célèbres : le vrai Camembert est devenu une rareté, le Maroilles aussi, comme le Seirass del fen italien. Le patrimoine gastronomique s'appauvrit irrémédiablement. Peut-on se consoler de ces pertes d'emploi, de patrimoine, de paysage rural en se disant qu'on y gagne en santé publique ? Est-ce vrai, d'ailleurs, que nous y gagnons en santé ?*».

Si j'ai personnellement choisi de privilégier le lait cru et ses produits, c'est tout d'abord pour des raisons de santé. Mais cela va plus loin : je vote avec mon portefeuille. Les lecteurs chez qui vibre cette fibre et qui souhaitent soutenir l'agriculture durable dans le Nord liront avec bénéfice les dossiers du MAP (Mouvement d'Action Paysanne, correspondant belge de la Confédération Paysanne française), que j'ai repris sur le site.

Je vote avec mon portefeuille. Chaque achat marque mon soutien aux exploitations familiales, bio ou à l'ancienne.

La Diététique est une des hypostases d'une divinité majeure de la société industrielle : l'Hygiène qui, laissée à elle-même, irait jusqu'à stériliser toute vie sous prétexte d'éliminer les microbes. Certes, ses raisons ne sont que trop bonnes, la propreté est nécessaire. Mais toute raison spécialisée devenant folle, il ne faudrait pas en arriver au point de bâtir son foyer et la cité entière autour d'un autel sanitaire. Cette obsession de l'hygiène ne serait-elle pas le fait d'une société urbaine plus crasseuse, plus infectée - autrement dit polluée - qu'une autre ?»

Bernard Charbonneau (p. 29)

INDEX

CATALOGUE LES TOPOS CHEZ ALADDIN

Tous les livres sont signés Taty Lauwers. Depuis fin 2013, la collection fait l'objet d'une réédition, avec les couvertures reprises ci-dessus. Début 2015 paraissent les topos experts associés aux topos profanes. **Les topos experts sont signalés d'un rond grisé.** Leurs dates de parution, prévues entre le 30.1 et le 30.6.2015, sont précisées sur le site www.taty.be.

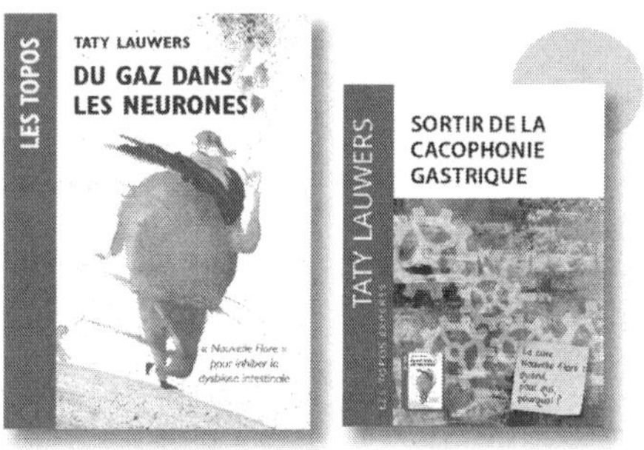

Colopathie et dysbiose intestinale
Contient la cure "Nouvelle flore" équivalente à RGS/GAPS™. Topo expert : quand, pour qui, pourquoi

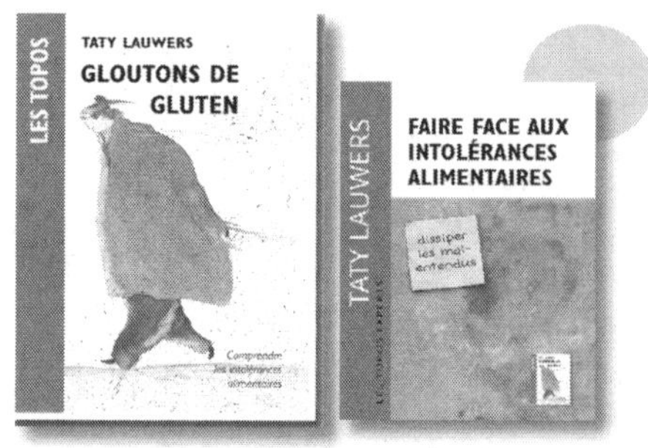

Les Intolérances alimentaires
Contient la cure Détox' Flash, équivalente au Kitchiri des Indiens. Avec un topo expert pour dissiper les malentendus.

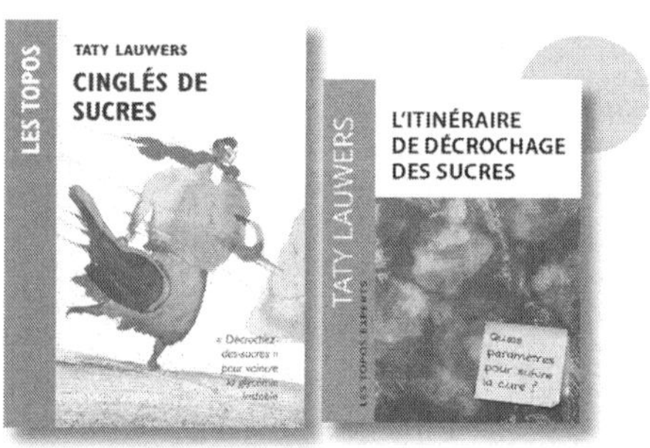

Glycémie instable
Contient la cure "décrochez des sucres", équivalente au régime Lutz ou low-carb. Topo expert: quels paramètres pour accompagner la cure.

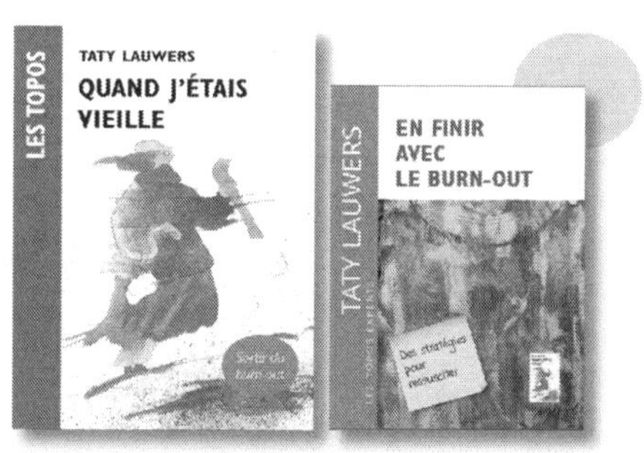

Les bases d'un programme structuré pour sortir de l'épuisement chronique. Un topo expert résumant les fondements des stratégies pour ressusciter.

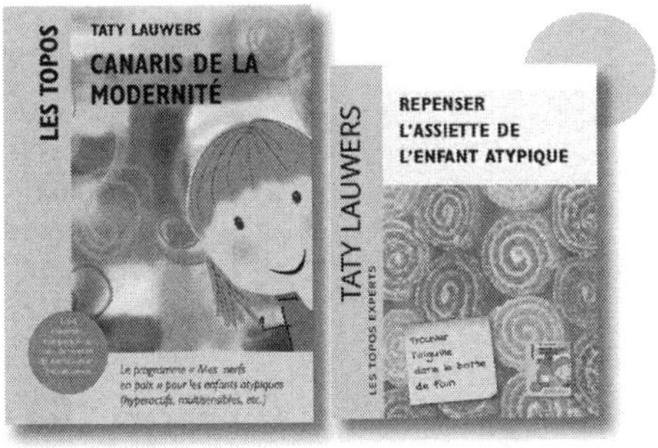

Enfants atypiques et nerveux. Les « canaris » sont ces enfants qu'il faut d'abord guérir de la pollution avant d'envisager la dysbiose/dysglycémie. Le topo contient la cure "Mes nerfs en paix", équivalente aux régimes Failsafe et Feingold. Le topo expert expose comment repérer et aider un enfant atypique.

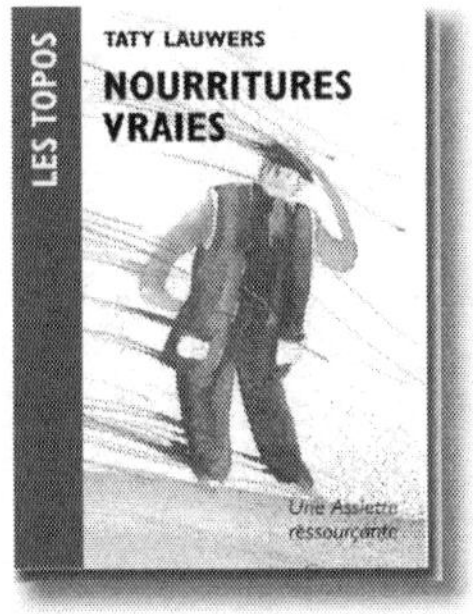

Un topo essentiel : qui suivre en nutrition ?
Les codes d'une assiette ressourçante

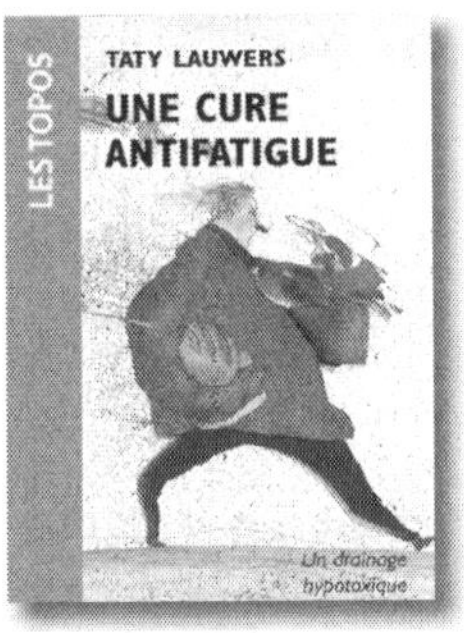

Un drainage hypotoxique de quinze jours
Contient la cure équivalant à l'alimentation vivante

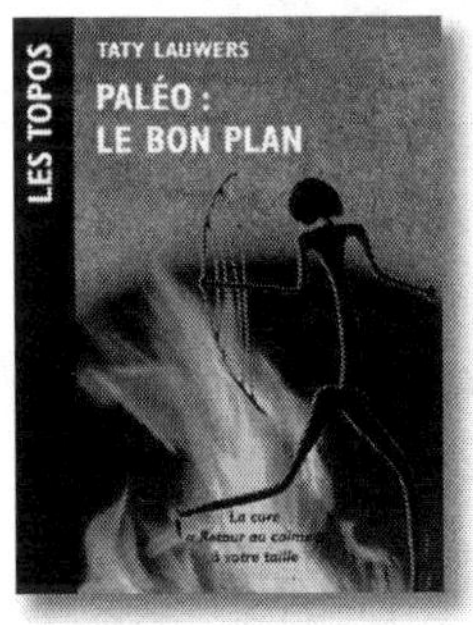

La paléonutrition
Contient la cure "Retour au calme", version ressourçante de la paléo

deux topos experts très spécialisés

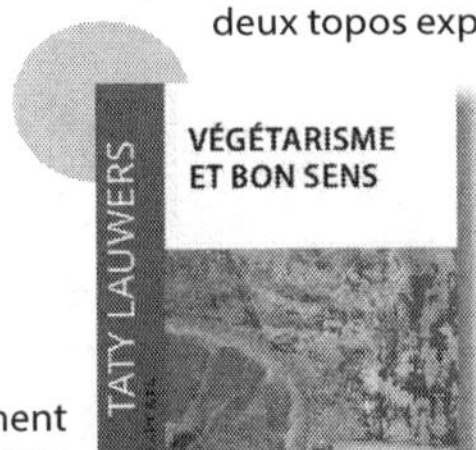

Comment aider un végétarien qui a été trop loin

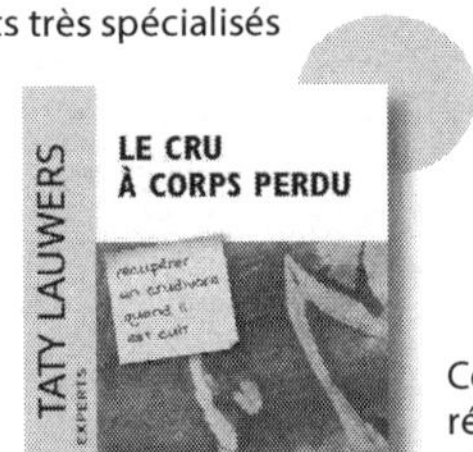

Comment récupérer un crudivore quand il est cuit

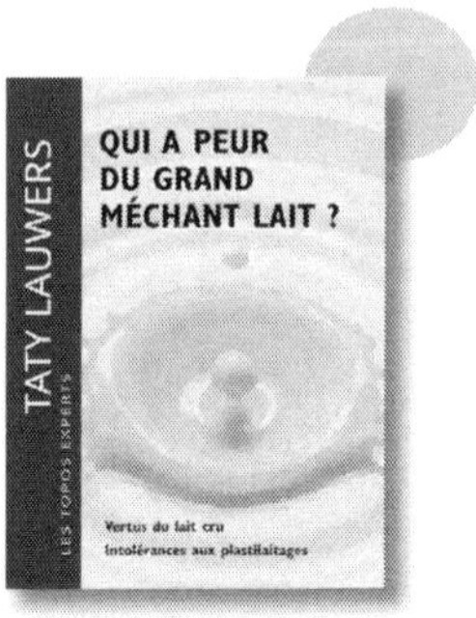

Fin février 2015. Réédition fondamentale. Intolérances aux plastilaitages et vertus du lait cru

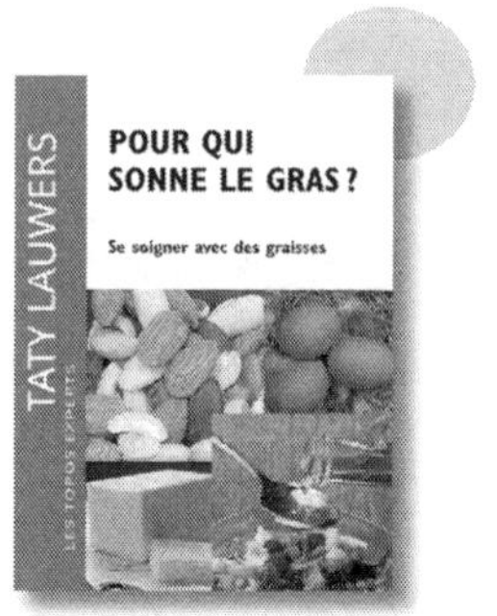

Fin février 2015. Réédition fondamentale.
Se soigner avec les graisses

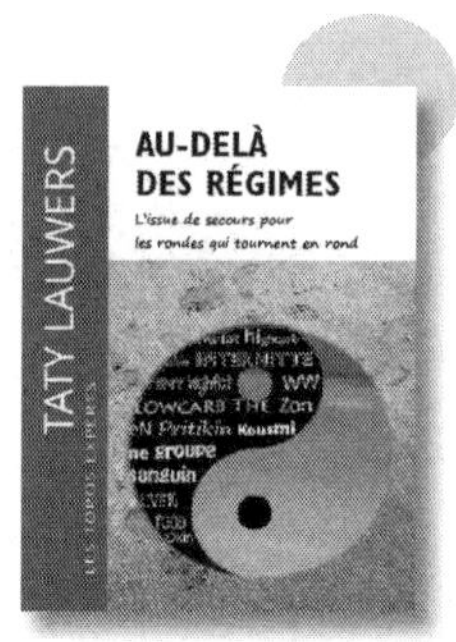

Fin mars 2015. L'issue de secours pour les rondes qui tournent en rond

Autres topos experts à paraître d'ici fin juin 2015

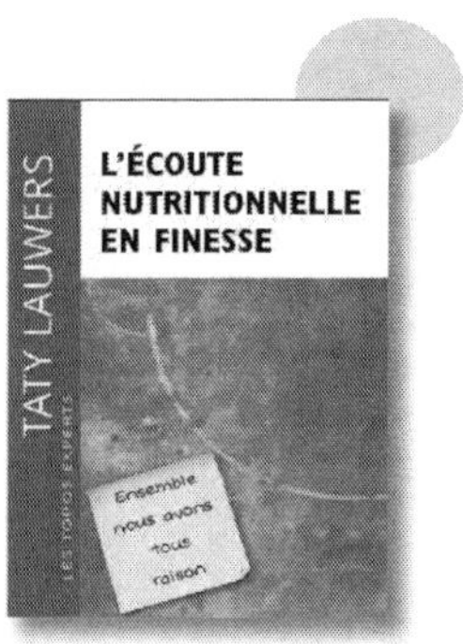

En fait, nous sommes tous d'accord... mais il faut individualiser la grille de lecture selon la nature profonde du mangeur, donc se donner la liberté de penser hors mantras.

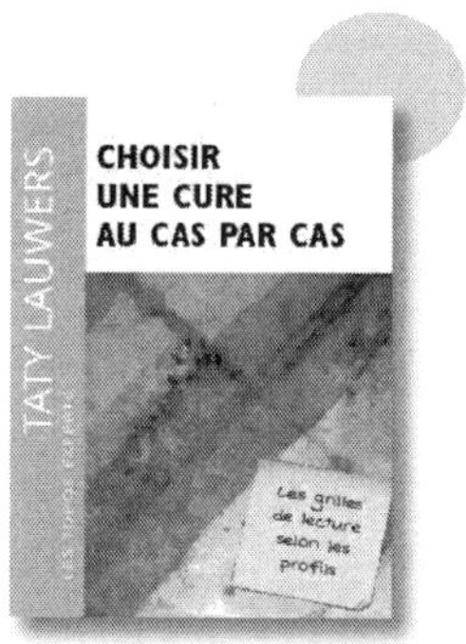

Choisir une grille de lecture des menus selon l'état actuel du mangeur. Place stratégique des cures dans une transition alimentaire en douceur.

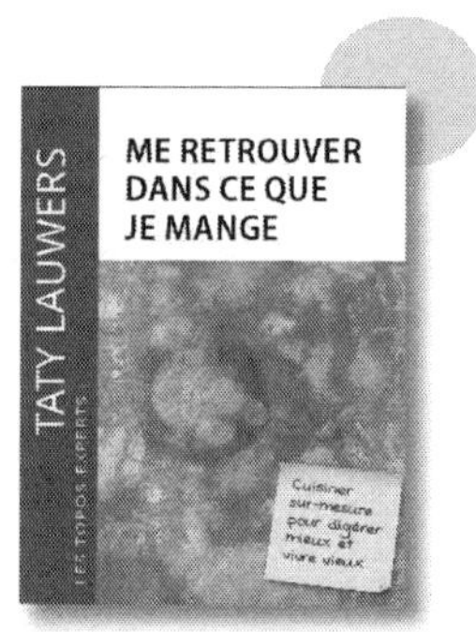

Cuisiner sur-mesure pour digérer mieux et vivre vieux. Tests et articles sur les modes de profilage classiques (chasseur/ cueilleur, diathèse, ayurveda, etc.)

Sont parus à ce jour chez Aladdin par Taty Lauwers
(ci-dessous, les nouvelles couvertures édition 2014)

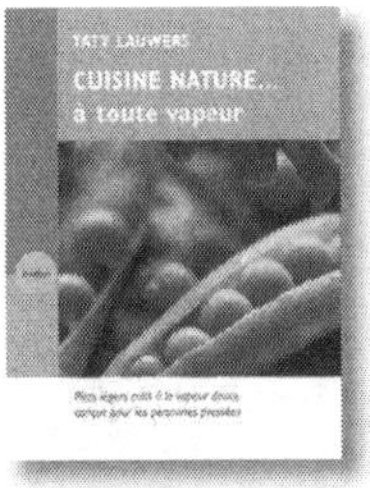

La cuisson vapeur pour les personnes pressées

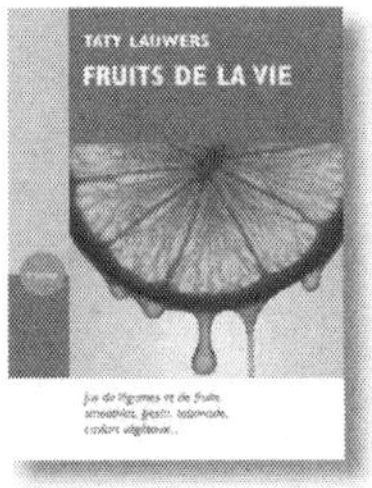

Des jus frais et des caviars pour un fast-food nature

dans la collection de recettes pratiques **Spécial Jules**

Un Jules ? C'est celui qui ne sait pas cuisiner, qui n'a jamais appris, voire qui a peur de commencer. C'est aussi le mangeur qui ne veut pas cuisiner : pas le temps, c'est ringard. Et enfin, on pense ici à celui qui ne peut pas cuisiner : il est en burn-out ou perclus de douleurs articulaires.

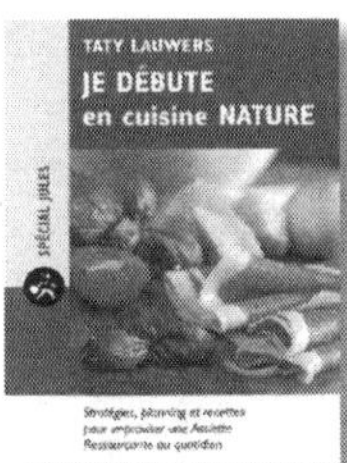

L'introduction pour le Jules qui n'a jamais cuisiné

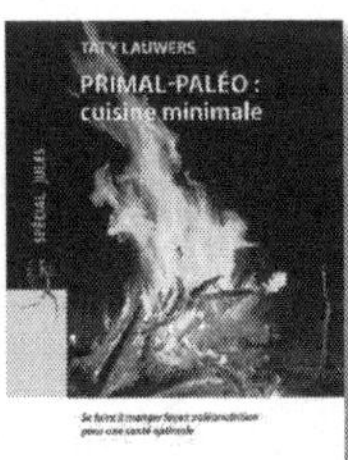

Remise à niveau en paléonutrition

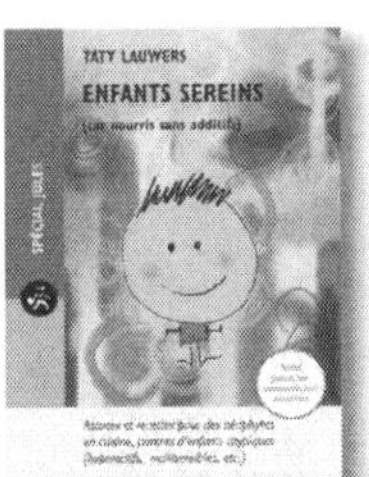

Pour des enfants atypiques (les «canaris»

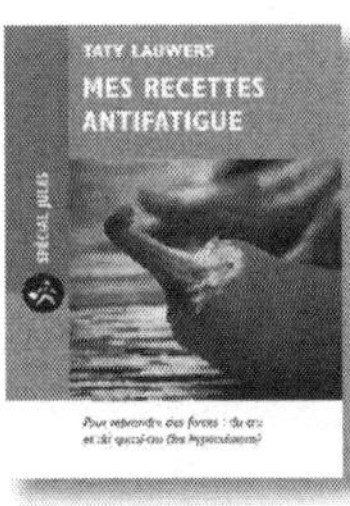

Pour explorer le mode carné, en cuissons douces

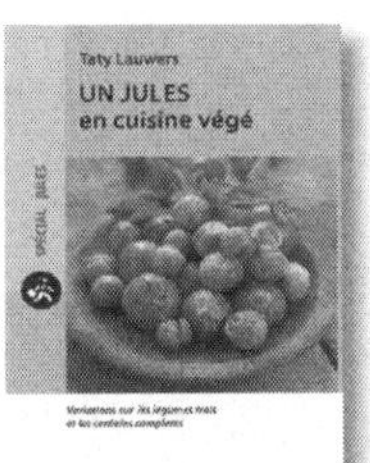

Pour le Jules qui tend vers le végé léger

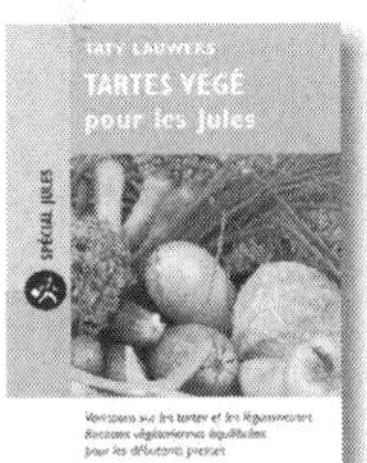

Pour le Jules qui continue en pur végé

Dépôt légal : février 2015
COPYMEDIA
Achevé d'imprimer
en février 2015 par
www.copy-media.net
IMPRIM'VERT®
CS 20023 - 33693 MÉRIGNAC CEDEX